FATIGUE CHRONIQUE & FIBROMYALGIE

Syndrome de fatigue chronique et fibromyalgie, deux maladies au cœur de la recherche

C'est naturel, c'est ma santé

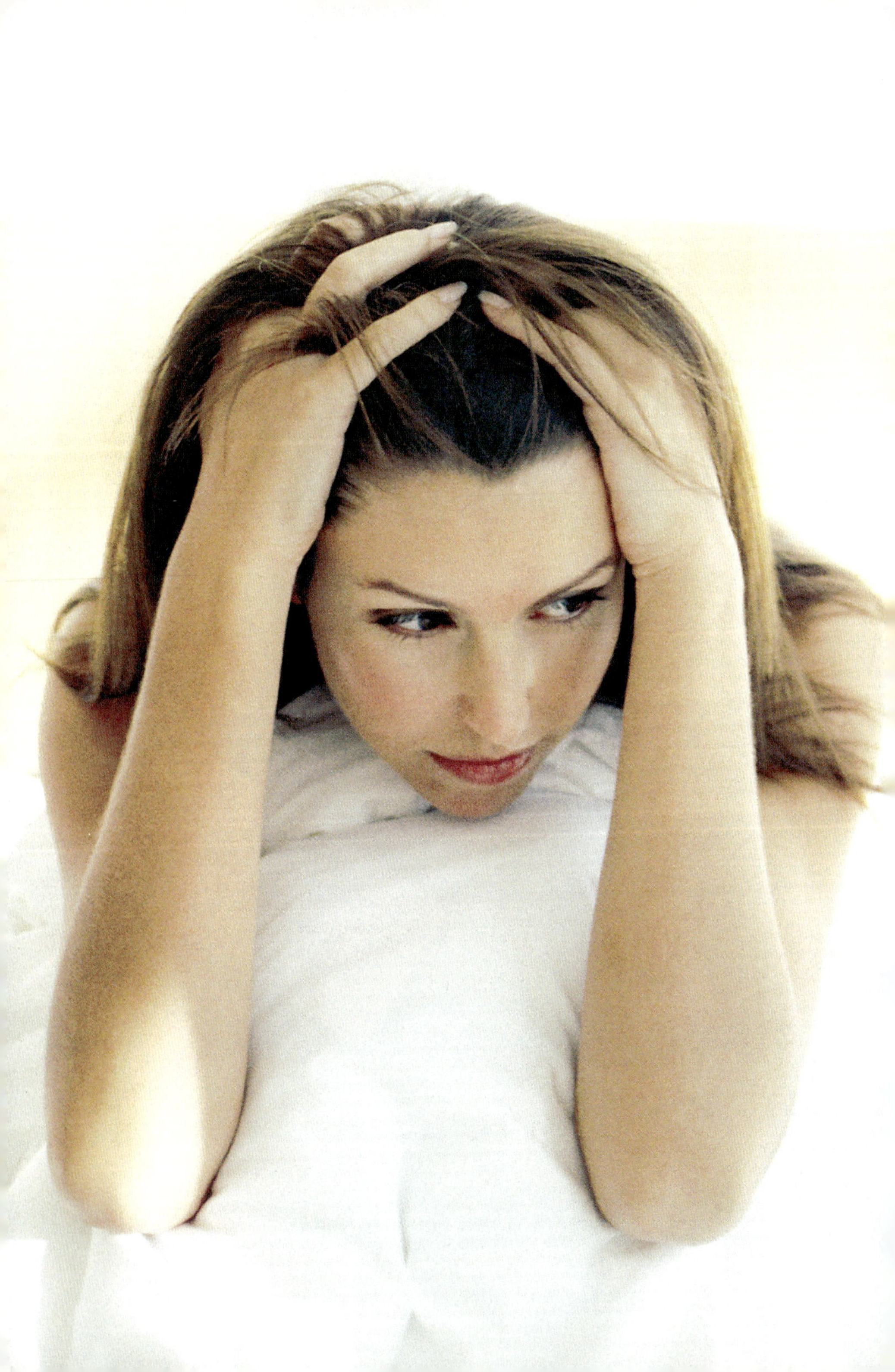

FATIGUE CHRONIQUE & FIBROMYALGIE

Syndrome de fatigue chronique et fibromyalgie, deux maladies au cœur de la recherche

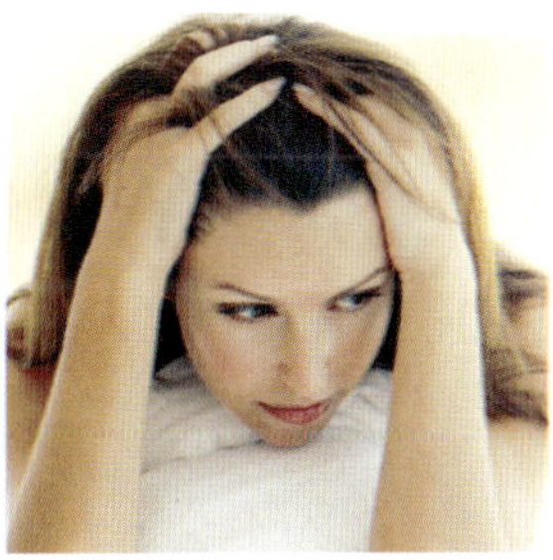

Dr Daniel Gloaguen

Alpen Éditions
9, avenue Albert II
98000 Monaco

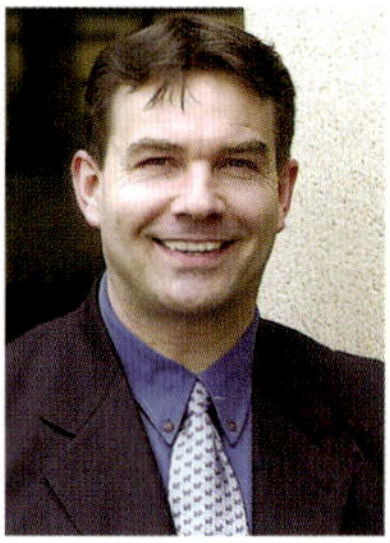

Médecin généraliste, Daniel Gloaguen a travaillé pendant 15 ans aux urgences du Centre hospitalier de Cornouaille à Concarneau dans le Finistère (29). Passionné par l'écriture, il a rejoint le monde du journalisme en devenant responsable médical éditorial d'un site internet grand public. Il écrit à présent pour les revues *Pleine Vie* et *Belle-Santé*.

Du même auteur :
Stress contrôle. Éditions Alpen, Monaco.

9, avenue Albert II
MC - 98000 MONACO
***Tél. :** 00377 97 77 62 10*
***Fax :** 00377 97 77 62 11*

***Direction :** Christophe Didierlaurent*
***Suivi éditorial :** Fabienne Desmarets*
***Mise en page et infographie :** Alexandre Milhem*

Crédits photos :
Digital Vision, Pixland, Banana Stock, Dynamic Graphic, Image 100, BSIP, Brandx, Stockbyte, Photodisc, Image Source, Itstock, Photo Alto

***Dépôt légal :** 2009*
ISBN13 : 978-2-916784-58-8

Imprimé en France
Imprimerie Baud,
Dépôt légal n°594 : 2009
Saint-Laurent-du-Var

imprimé sur du papier issu
de forêts gérées durablement

Introduction

Chacun connaît la fatigue, un symptôme extrêmement banal puisqu'on estime que près de 7 millions de Français en souffrent régulièrement ; cette fatigue génère 5 millions de consultations par an. Derrière cette fatigue habituelle et universelle se cache un état plus invalidant car chronique, persistant depuis plus de 6 mois et survenant brutalement, parfois après un accident infectieux. On parle de « syndrome de fatigue chronique », ou SFC, à défaut d'une terminologie plus précise. On estime que 150 000 Français seraient concernés par un SFC.

En effet, ce syndrome reste encore mystérieux et génère de multiples études et de nombreuses interrogations. Rappelons que sa première description exhaustive ne date que du début des années 1980 et sa première classification consensuelle de 1994 ! Mais surtout, le discours du « fatigué chronique » est malheureusement devenu souvent inaudible pour l'entourage las de cette situation incompréhensible « Comment peux-tu être fatigué tous les jours puisque tu ne fais rien ! Et puis de toute façon, tous les examens sont normaux. C'est dans ta tête que ça se

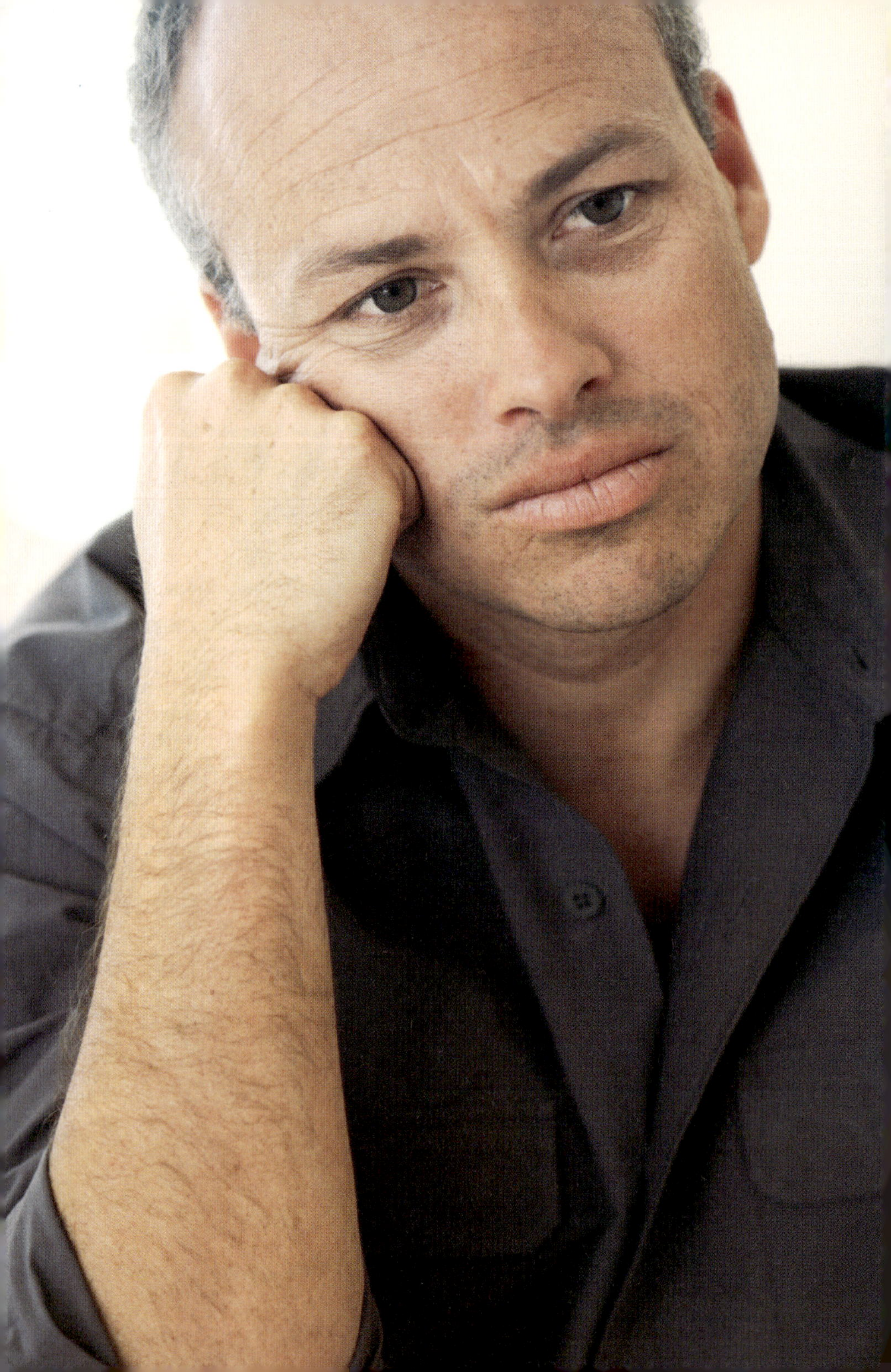

passe ». Un jugement définitif qui ajoute encore plus à la détresse psychologique des malades qui ne se sentent plus entendus. Ils vont alors s'évertuer à décrire ce qui les affecte au travers de superlatifs et de lieux communs qui, en définitive, vont banaliser leur pathologie, même auprès de leurs médecins, las de ce qu'ils ne peuvent expliquer et surtout guérir. En effet, ces derniers, irrités parfois par la richesse de symptômes si disparates, sont souvent déroutés devant cette fatigue qu'ils n'arrivent pas à cerner, à étiqueter ou à relier à une pathologie donnée. Une fatigue qui échappe à leurs classifications habituelles, qui est bien différente des autres types de fatigue déjà rencontrés, facilement explicables ceux-là car dépendants de l'environnement, de l'état de santé, des pathologies ou tout simplement de l'hygiène de vie. D'une certaine façon, une fatigue chronique est le symbole d'un échec médical de diagnostic et de traitement. Une fatigue qui va s'avérer destructrice, très handicapante pour le malade qui voit sa vie sociale, familiale, relationnelle ou professionnelle fortement perturbée et réduite au minimum nécessaire.
Une difficulté de diagnostic donc d'autant que le SFC partage de nombreux points communs avec d'autres pathologies comme la fibromyalgie. Tout comme le SFC, l'identification de cette pathologie et sa « reconnaissance » internationale sont récentes puisqu'elles datent du début des années 1990 seulement. Comme le SFC, la fibromyalgie comporte une fatigue très importante ainsi que des douleurs diffuses. Leur origine reste incertaine et le traitement médicamenteux spécifique est inexistant ou décevant. Si une partie des malades récupèrent, l'autre en revanche garde des séquelles. Dans les deux cas, et à défaut de mieux, l'amélioration provient de la pratique d'activités physiques et des thérapies comportementales.
Chercher l'origine du SFC et de la fibromyalgie demeure donc un enjeu majeur pour les spécialistes en quête de réponses mais aussi et surtout pour les milliers de personnes qui souffrent de ces pathologies désespérantes.

TABLE DES MATIÈRES

LA FATIGUE, MAL DU SIÈCLE

Qu'est-ce que la fatigue ?

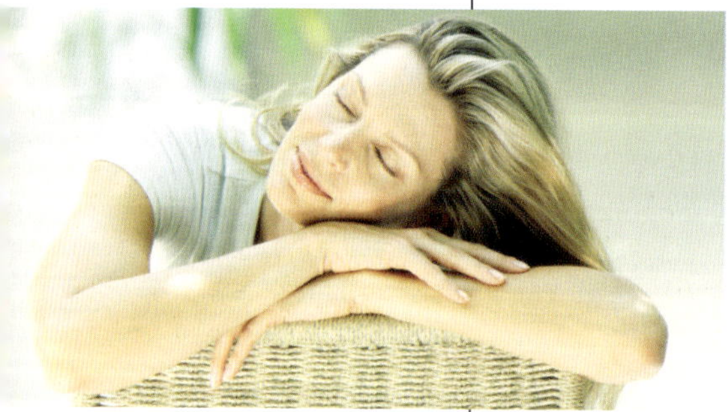

La fatigue, c'est quand on est... fatigué ! Difficile en effet de définir avec des mots ce symptôme partagé par l'humanité depuis la nuit des temps. La fatigue n'est pas une maladie mais un phénomène physiologique normal qui concerne le corps tout autant que l'esprit.

Raplapla, vidé, crevé, fourbu...les mots ne manquent pas pour définir la fatigue, cette sensation d'inconfort liée ou non à une activité excessive du corps ou de l'esprit qui va se manifester par une diminution de l'efficacité voire par une incapacité parfaitement ressentie à effectuer la tâche fixée. La fatigue s'apparente donc à un déséquilibre inhabituel et inattendu entre le besoin ou la nécessité d'effectuer une activité ou une tâche et les capacités physiques ou psychiques mises en route.

Faut-il vraiment définir la fatigue ?

La question peut se poser tant la définition de la fatigue demeure floue. Même pour les dictionnaires qui se bornent à évoquer une « sensation désagréable à effectuer des efforts physiques ou intellectuels, provoquée par un effort intense, par une maladie, ou sans cause apparente » ou une « lassitude pénible avec difficulté d'agir survenant après un travail excessif ou un effort prolongé ». Mais est-il si important de définir avec précision cet état que chacun connaît fort bien, puisqu'il le vit presque quotidiennement même s'il ne peut le définir avec précision ? Au contraire d'une poussée de tension artérielle, d'une prise de poids ou de la fièvre, la fatigue n'est pas mesurable : seul le malade est capable de l'évaluer et de la définir en fonction de ses expériences préalables !

Un symptôme universel et non spécifique...

La fatigue est banale et universelle. Un Français sur deux se dit fatigué ; 10 à 15 % des hommes et 20 % des femmes en souffrent au point de consulter. La fatigue représente 5 millions d'actes de médecine générale par an. Un symptôme qui fait donc partie de notre vie quotidienne et qui n'est pas en soi une maladie. Un symptôme non spécifique que l'on peut rencontrer dans pratiquement toutes les pathologies, autant physiques que psychiatriques. Dans 40 % des cas de fatigue chronique une cause organique est retrouvée. Ce qui laisse 60 % de fatigués chroniques sans raison. Parmi eux, nombreux sont ceux qui vont souffrir d'une maladie chronique.

Au temps des ours et des cavaliers Scythes

Nul doute que le chasseur d'ours devait également éprouver de la fatigue après sa journée de chasse, tout comme ses congénères occupant l'essentiel de leur journée à rechercher de la nourriture. Une fatigue qui a intéressé les médecins depuis que l'art médical existe. Ainsi, Hippocrate avait déjà noté que les Scythes qui passaient trop de temps à cheval présentaient un état de fatigue chronique ! En 1869, un dénommé Béard, médecin de son état, décrit un état de faiblesse psychique et physique qui regroupe une cinquantaine d'autres symptômes comme des douleurs, des perturbations nerveuses et autres troubles sexuels. Les prémices du SFC ?

... mais qui reste très personnel !

La fatigue est avant tout un symptôme très personnel et subjectif dont chacun a un ressenti en fonction de son vécu. En d'autres termes, on pourrait dire qu'il y a autant de fatigues qu'il y a d'individus fatigués ! Tout est une question de seuil de fatigue ou plus exactement du seuil de déclenchement de la sensation de fatigue. Un seuil plus bas chez certains qui expliquerait leur plus grande vulnérabilité à la dépression, au stress, au mode de vie ou à l'alimentation ou, au contraire, une plus grande résistance.

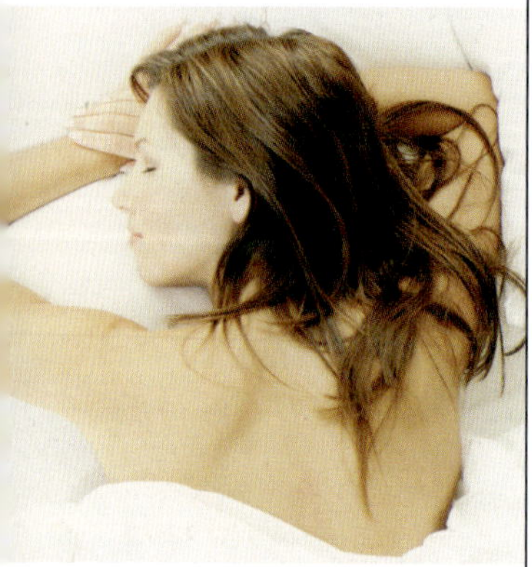

Êtes-vous fatigué, asthénique ou las ?

Derrière ce terme générique se cachent en réalité trois types de fatigue aux mécanismes bien différents.

Fatigue vraie...

« Je ne peux pas car je suis trop fatigué ». La fatigue « vraie » ou « réelle » correspond à un épuisement objectif et bien réel comme après un effort physique, lors d'un manque de sommeil, après une période de stress ou de surmenage, après une activité intellectuelle intense... ou tout simplement après la fin d'une journée de travail ! C'est un phénomène physiologique normal. La fatigue « vraie » physique fait donc référence à un effort ou à l'action et correspond surtout à un épuisement souvent douloureux des muscles sollicités. Lorsqu'il s'agit d'une activité intellectuelle, elle se caractérise par l'impossibilité de continuer à effectuer sa tâche, ou de ne le pouvoir qu'au prix d'efforts plus importants qu'à l'habitude. Par voie de conséquence, la fatigue vraie est réversible au repos. Le sommeil demeure l'un des « médicaments » les plus efficaces pour lutter contre la fatigue qui va d'ailleurs se manifester par le besoin de sommeil et l'endormissement. Mal dormir, c'est mal récupérer, d'autant que la récupération musculaire ou neuronale s'effectue notamment lors du sommeil profond.

... asthénie...

« Je voudrais bien mais je crois que je ne pourrais pas ». L'asthénie, un mot grec qui signifie littéralement « manque de force », est un sentiment subjectif d'épuisement psychologique et/ou physique, un affaiblissement avant de faire un effort à sa portée, ou plus exactement, une impression de ne pas se sentir capable de les effectuer malgré l'envie qui persiste. Car dans l'asthénie, il n'y a pas de perte de l'élan vital. Par opposition à la fatigue vraie, l'asthénie n'est pas normale ; elle est donc pathologique. L'asthénie est souvent matinale, même après une bonne nuit de sommeil, et peut correspondre à un dysfonctionnement organique et s'accompagner alors d'autres symptômes plus ou moins évocateurs (amaigrissement, fièvre, difficultés respiratoires, douleurs articulaires…) ou alors psychique. Trois quarts des plaintes liées à la fatigue correspondent à une asthénie.

… ou lassitude ?

« Je ne peux pas et de toute façon je n'en ai pas envie ». Dans la lassitude en revanche, il y a une fatigue et une perte de l'élan vital comme on l'observe par exemple dans la dépression. La lassitude s'apparente donc à une impuissance à réagir, à un sentiment de fatalité et de découragement. L'anxiété, l'irritabilité et l'impulsivité l'accompagnent souvent. La lassitude est donc une forme d'asthénie d'origine purement psychique, sans pathologie organique.

Somnolence

Dans certains cas, la fatigue alléguée n'est pas autre chose qu'une somnolence diurne par défaut de récupération nocturne. D'une certaine façon « les piles ne se rechargent plus ». Il s'agit donc d'une fatigue chronique qui regroupe toutes les pathologies du sommeil non réparateur et donc responsable d'une hypersomnie diurne. Principaux responsables : le syndrome des apnées du sommeil qui concerne 5 % des adultes et le syndrome des jambes sans repos qui concerne environ 8 % de la population générale.

Échelle de somnolence d'Epworth

Elle permet de faire un diagnostic de somnolence. Un score supérieur à 10 témoigne d'une somnolence accrue.

0 = pas de risque de s'assoupir
1 = petit risque
2 = possibilité moyenne
3 = grand risque

S'asseoir et lire : 0, 1, 2 ou 3 ?
Regarder la télévision :
Être assis, inactif et en public (théâtre, cinéma, réunion..) :
Être passager en voiture pendant une heure sans arrêt :
S'allonger pour faire la sieste l'après-midi lorsque les circonstances le permettent :
Discuter, assis avec quelqu'un :
Assis tranquillement après un repas sans alcool :
Conducteur de sa voiture, après quelques minutes d'arrêt lors d'un embouteillage :

Calculez votre score en faisant le total

La fatigue, un signal d'alarme

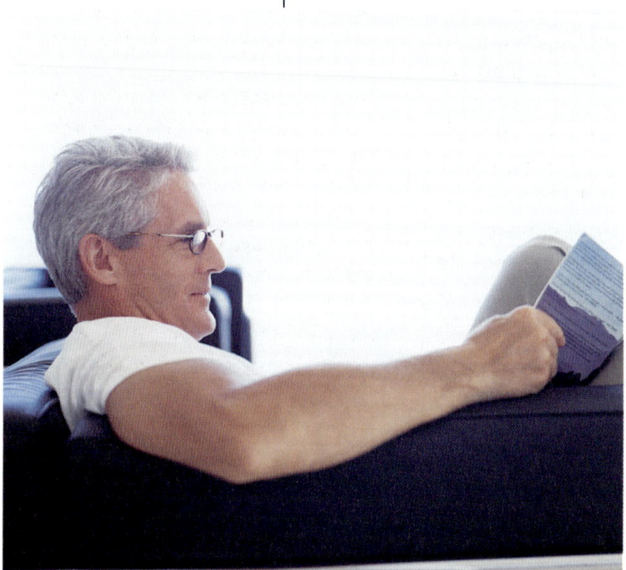

À l'instar de la douleur, la fatigue est un signal d'alarme ! Être fatigué doit inciter à se reposer... pour récupérer tout simplement. Mais derrière ce symptôme banal se cache des situations pathologiques.

Cette sensation désagréable a la même utilité physiologique que la douleur qui nous oblige à retirer la main sous un robinet d'eau trop chaude : c'est un signal d'alarme protecteur qui doit inciter à arrêter l'effort pour se mettre au repos et pour récupérer en éliminant les toxines et en rechargeant ses batteries en carburants, en vitamines, en oligoéléments et autres minéraux. Car être fatigué et s'arrêter permet d'éviter les éventuels accidents musculo-tendineux, le surentraînement chez un sportif ou le burn-out chez un travailleur acharné. D'où l'inquiétude ressentie par les personnes souffrant d'asthénie ou d'un SFC : la fatigue n'est pas améliorée par le repos ou la récupération habituelle et s'installe durablement, sans raison apparente puisqu'il n'y a pas ou plus d'efforts.

La fatigue... pour améliorer ses performances !

La fatigue a donc comme justification la récupération qui permet de renouveler et même d'accroître son volume d'activité physique. Le seuil de fatigue va augmenter. En d'autres termes, l'entraînement permet d'être moins fatigué à volume d'entraînement égal. Il s'agit en quelque sorte d'un cercle vicieux bénéfique pour l'organisme : être fatigué et surtout bien récupérer permet d'améliorer ses performances... et de reculer son seuil de fatigue qui permettra d'accentuer encore plus l'entraînement. CQFD ! D'ailleurs, en l'absence de récupération suffisante, un sportif peut se retrouver en état de surentraînement, autrement dit d'épuisement sportif. Certains mettent des mois à retrouver leur niveau initial !

Les mots pour le dire

En matière de fatigue, le vocabulaire employé spontanément permet souvent d'orienter vers l'origine de la fatigue.

- Se sentir **fatigué**, oriente vers une asthénie, psychologique ou physique, voire vers une authentique dépression lorsqu'une tristesse l'accompagne.
- Se sentir **épuisé**, en dehors d'un contexte sportif, amène à soupçonner un SFC ou une fibromyalgie, surtout lorsque l'épuisement s'accompagne d'autres signes évocateurs.
- Se fatiguer **à l'effort** fait donc référence à un effort et à une fatigue vraie, d'ordre neuromusculaire, voire cardio-respiratoire.

Quand la fatigue vient du cerveau

Le stress provoque la sécrétion d'endorphines ainsi que d'hormones qui vont précipiter la fabrication de cortisol. Mais ce n'est pas tout. Lors d'un effort musculaire ou d'un stress le cerveau va augmenter la synthèse de tryptophane, un acide aminé précurseur de la sérotonine, un médiateur cérébral à l'origine du mécanisme de satiété (plus elle est élevée, moins on a faim !), de l'humeur et du sommeil. Plus la sécrétion de tryptophane est importante, plus il y aura de sérotonine dans le cerveau qui va induire une diminution de la faim (à l'origine d'une baisse des apports alimentaires, facteur de fatigue), des altérations de l'humeur et une hypersomnie diurne.

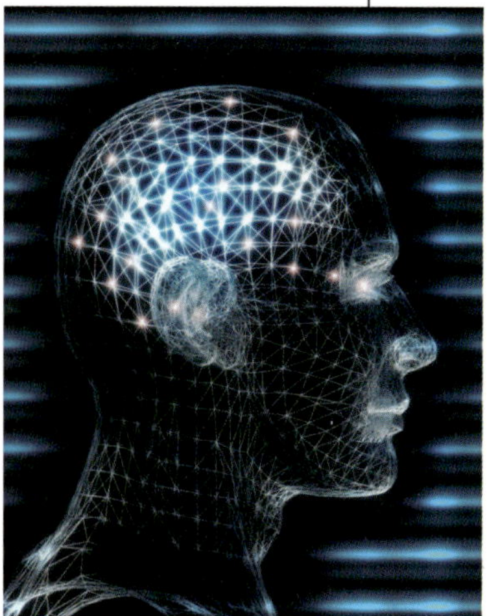

Fatigué... mais pourquoi ?

Nul besoin d'une pathologie rare ou grave pour souffrir d'une fatigue. Les situations quotidiennes les plus banales peuvent générer de la fatigue. Tour d'horizon.

Quand la fatigue est psychique

- Manque de **glucose**, le carburant des cellules cérébrales.
- Dysfonctionnement ou manque de **neuromédiateurs** au niveau des connexions nerveuses cérébrales.
- **Manque de sommeil**, profond surtout, qui empêche la récupération musculaire, neuronale et la recharge en neuromédiateurs.

Quelques causes de fatigue physique

- Manque de **glucose ou de glycogène**, les deux carburants du muscle à l'effort. Faute de glucose et de glycogène, les muscles ne peuvent fournir l'effort demandé et la sensation de fatigue survient. À l'extrême peut apparaître une hypoglycémie (la « fringale du cycliste ») qui se signale par une fatigue intense et parfois même un coma.
- Manque d'**oxygène**, le comburant du sport, par insuffisance ventilatoire ou circulatoire lorsque l'apport en oxygène ne couvre plus les besoins musculaires réclamés par l'effort.
- Manque de **fer** qui va entraîner une anémie, une pathologie qui va se manifester par une fatigue
- Excès **d'acide lactique** musculaire et sanguin, une toxine responsable d'une fatigabilité du muscle à l'effort et de crampes. L'acide lactique est produit lorsque

l'oxygène vient à manquer.

- Baisse de la **tension artérielle**, ou hypotension orthostatique, qui se manifeste surtout en position debout et lors des levers brutaux.
- **Déshydratation** qui favorise la fatigue et les douleurs musculaires par manque de récupération et d'élimination des toxines.

Quand le stress fatigue à son tour

Le stress est l'autre mal du siècle. Un stress usant et fatigant à plusieurs titres. Les mécanismes de la fatigue liée au stress sont mieux connus. La réaction au stress s'effectue en deux temps avec un chevauchement possible ; la fatigue étant au rendez-vous à chaque étape.

D'abord une réaction rapide de type adrénergique où l'organisme va sécréter de **l'adrénaline**, la fameuse hormone de la peur. Cette synthèse nécessite de la tyrosine, des vitamines C, B1 et B6 ainsi que des acides aminés. On conçoit donc bien qu'en période de stress l'alimentation doit être au moins aussi riche que d'habitude en ces nutriments, au risque d'être fatigué. D'où l'intérêt d'une supplémentation en vitamine C par exemple lors les périodes de stress ou de fatigue (examens).

S'ensuit une réaction lente, avec synthèse de cortisol après une réaction en chaîne complexe sous le contrôle de l'hypothalamus, de l'hypophyse et des surrénales, le lieu de la synthèse de **cortisol**. Ce cortisol va altérer le sommeil, diminuer la résistance aux infections d'où un accroissement de la fatigue et un risque d'infections. Au cours de cette réaction lente le cerveau va sécréter également des **bêta-endorphines**, des hormones qui vont induire une sensation de fatigue.

Évaluez votre fatigue

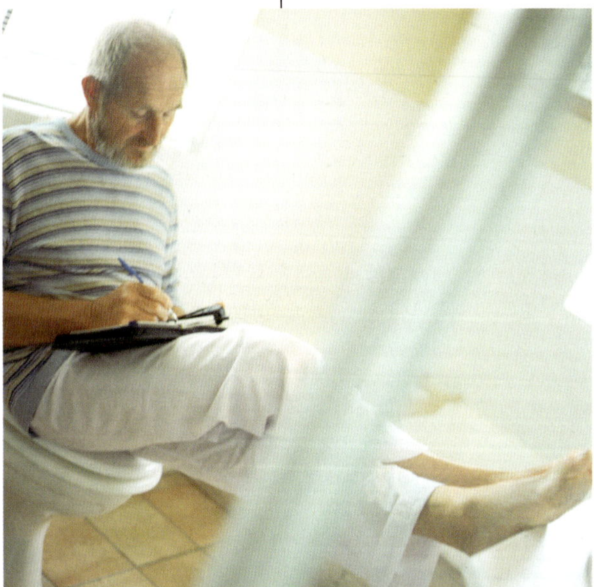

Être fatigué est une chose. Mais de quelle fatigue s'agit-il ? Comment l'évaluer ? C'est tout l'intérêt des échelles et des grilles d'auto-évaluation.

Baisse de motivation, asthénie sans support physiologique, simple lassitude, petite déprime, baisse d'activité, fatigue physique ou générale… Il y a autant de types de fatigue que de raison de l'être ! Pour évaluer la fatigue, encore faut-il savoir quand on ne l'est pas et pour quelle intensité d'effort on le devient ! Tout est donc question de niveau d'activité et de survenue de la fatigue comparés aux expériences antérieures. Certains jugeront leurs performances inacceptables même si elles se situent nettement au-dessus de la moyenne. S'il n'existe pour l'instant aucun critère véritablement objectif et validé internationalement pour mesurer une fatigue, hormis la fatigue purement musculaire, des échelles d'auto-évaluation permettent au patient de se déterminer par rapport à sa fatigue, à l'instar de l'évaluation de la douleur.

Échelle de fatigue MFI

Cette échelle propose au patient vingt items ou phrases relatives à sa perception, organisée autour de cinq types de fatigue : baisse d'activité (BA), fatigue physique (FPH), fatigue psychique asthénie(FPS), baisse de motivation (BM), fatigue générale (FG). Le nombre d'items positifs permet de retrouver le type de fatigue concerné.

N° Items	Libellé	Thème exploré
1	*Je me sens en forme*	FG
2	*Physiquement, je me sens capable de faire très peu de choses*	FPH
3	*Je me sens actif*	BA
4	*J'ai envie de faire plein de bonnes choses*	BM
5	*Je me sens las*	FG
6	*Je crois que j'en fais beaucoup dans la journée*	BA
7	*Quand je fais quelque chose je peux me concentrer dessus*	FPS
8	*Physiquement, je peux faire beaucoup*	FPH
9	*Je redoute d'avoir quelque chose à faire*	BM
10	*Je crois que j'en fais très peu dans une journée*	BA
11	*Je me concentre bien*	FPS
12	*Je suis reposé*	FG
13	*Il me faut beaucoup d'efforts pour me concentrer*	FPS
14	*Physiquement, je me sens en mauvaise condition*	FPH
15	*J'ai beaucoup de projets*	BM
16	*Je me fatigue facilement*	FG
17	*Je n'achève que très peu de choses*	BA
18	*J'ai envie de ne rien faire*	BN
19	*Mes pensées s'égarent facilement*	FPS
20	*Physiquement, je me sens en excellente forme*	FPH

Échelle de Pichot

L'échelle de Pichot permet de repérer un état de fatigue pathologique à partir d'un score supérieur ou égal à 20.

	Pas du tout 0	Un peu 1	Assez 2	Beaucoup 3	Extrême 4
1 - Je manque d'énergie					
2 - Tout demande un effort					
3 - Je me sens faible à certains endroits de mon corps					
4 - J'ai les bras et les jambes lourdes					
5 - Je me sens fatigué sans raison					
6 - J'ai envie de m'allonger pour me reposer					
7 - J'ai du mal à me concentrer					
8 - Je me sens fatigué, lourd et raide					

Minutage des activités quotidiennes

Difficile d'évaluer avec précision et objectivité les capacités fonctionnelles et donc l'impotence liée au SFC. L'évaluation, qui doit être répétée afin de mieux apprécier l'aggravation ou l'amélioration des symptômes, doit être quantifiée. Il est donc conseillé de remplir un agenda quotidien sur ses activités pendant la semaine qui précède une consultation médicale par exemple. Il faudra minuter la durée et la qualité de son sommeil, ses activités, leur intensité, leur répétition dans la journée, aussi précisément que possible. Pour ce qui est de l'intensité, à défaut de l'échelle de Pichot on peut aussi utiliser une échelle numérique qui va de 0 (inactivité totale, alitement…) à 10 (pleine possession de ses moyens).

Qualité du sommeil

Il est important de quantifier le sommeil. On utilise une échelle de sommeil qui va de 0 (pas de sommeil) à 5 (sommeil réparateur, profond, de bonne qualité) avec tous les intermédiaires possibles. Bien entendu, d'éventuels ronflements ou apnées du sommeil doivent y figurer en bonne place car ils sont générateurs d'une fatigue chronique ou d'une somnolence diurne. D'où l'intérêt d'interroger le ou la conjointe !

LE SYNDROME DE FATIGUE CHRONIQUE

Qu'est-ce que le syndrome de fatigue chronique ?

Le syndrome de fatigue chronique, ou SFC, se définit par un état de fatigue, inexplicable au regard des causes habituelles de fatigue, associé à d'autres symptômes, subjectifs ou objectifs, inhabituels lors des autres états de fatigue.

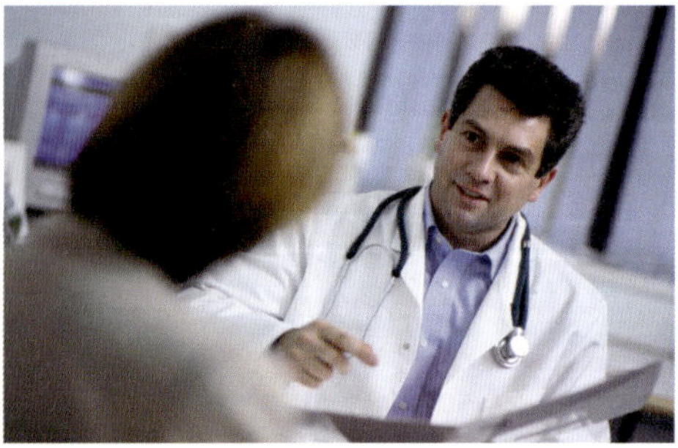

Un peu d'histoire. Tout commence au début des années 1980, aux Etats-Unis. Les médecins constatent un nombre important d'individus fatigués, ou plus exactement asthéniques, depuis plus de 6 mois présentant des accès de fièvre et de frisson, des insomnies, des douleurs articulaires, des ganglions, des maux de gorge et des maux de tête sans qu'on puisse expliquer pourquoi. Cet ensemble de signes touchait surtout les jeunes cadres urbains dynamiques, les yuppies (pour *young urban professionnals*). Appelée dans un premier temps « la maladie des yuppies », les médecins nommèrent rapidement cette maladie « syndrome de fatigue chronique », ou « SFC », dans la mesure où les yuppies n'en avaient plus l'exclusivité puisqu'à la fin des années 1980 une « épidémie de fatigue » toucha les habitants du lac Tahoe, aux États-Unis, après une infection par un virus herpès (HHV-6). Rien qu'aux États-Unis, 3 millions de personnes seraient concernées. L'Angleterre en compterait un million et demi de cas et la France, 150 000. Une véritable épidémie qui touche toutes les couches socio-économiques, tous les pays et toutes les ethnies ; 0,07 à 3 % des populations sont concernées.

Un problème de définition

Du fait de son origine encore mystérieuse le diagnostic de SFC demeure avant tout clinique et se réfère à une classification qui regroupe plusieurs critères majeurs et mineurs de la maladie. En 1988 une première classification a jeté les bases du SFC en individualisant ce syndrome et en regroupant ses principaux signes. En 1994, une nouvelle classification, plus homogène, a permis de mieux cerner le SFC et de permettre un diagnostic plus pertinent. Reconnue par les « CDC d'Atlanta » (*Centers for Disease Control and Prevention*), cette classification dite de « Fukuda » fait désormais autorité au niveau international même si de nombreuses interrogations demeurent.

Fatigué depuis au moins 6 mois

« Je suis au bout du rouleau, complètement épuisé. Et cela fait des mois que cela dure. Le pire, c'est que je ne sais même pas pourquoi. » C'est souvent ainsi que se présente la victime d'un SFC lors d'une consultation médicale. Une fatigue qui n'obéit qu'à des superlatifs. Une fatigue intense, proche de l'épuisement, qui dure depuis au moins 6 mois, sans raison apparente. Autrement dit, sans qu'une raison somatique ait pu être mise en évidence. Une fatigue qui est loin d'être isolée et qui s'accompagne d'un cortège de signes disparates qui vont interpeller le médecin… et retarder le diagnostic. En d'autres termes, il ne s'agit donc pas d'une dépression ou de la manifestation d'une pathologie organique méconnue.

Plus vieux qu'il n'y paraît

Malgré sa description relativement récente, il y a fort à parier que le SFC ne date pas des années 1980 et que nombre de malades déclarés alors névrosés, neurasthéniques ou tout simplement dépressifs présentaient d'authentiques SFC. De nombreuses observations présentant des similitudes avec le SFC attestent en effet de son existence à la fin du XIXe siècle. Le SFC avait alors pour nom l'encéphalite myalgique, la neuromyasthénie épidémique ou encore la « patraquerie » brucellienne ! Plus près de nous, dès 1934, de telles « épidémies » survinrent à l'hôpital de Los Angeles. En 1948, l'Islande en fit état. Vint ensuite le tour de l'hôpital de Londres en 1955 !

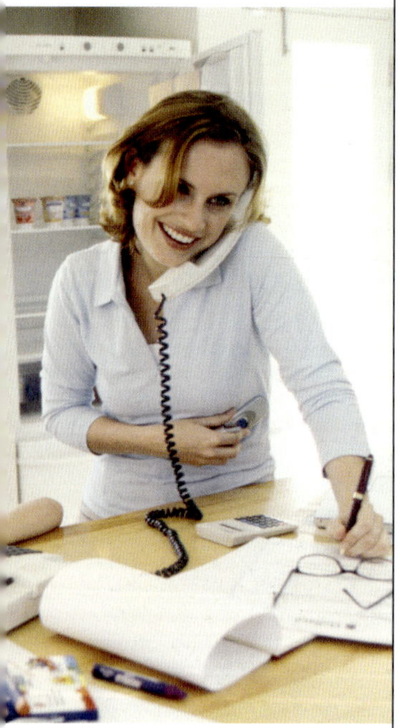

Êtes-vous candidat au SFC ?

Si chacun peut être un jour victime d'un SFC il est toutefois possible de déterminer quel est le profil idéal de la future « victime ».

En général, rien ne laisse prévoir l'installation du SFC. L'homme ou la femme est en bonne santé physique ou psychique et a une bonne insertion sociale. Et pourtant, l'analyse des cas de SFC permet de définir un profil type.

Une prédominance féminine...

Tout comme la fibromyalgie (*lire page 58*) et de nombreuses autres pathologies, auto-immunes notamment (lupus, polyarthrite rhumatoïde...), le SFC a une nette prédominance féminine : deux tiers des sujets atteints d'un SFC sont des femmes. Certains spécialistes y voient la responsabilité des hormones féminines. Une étude a montré que le SFC concernait plutôt les femmes dites de « bonne famille » ayant eu une maladie handicapante dans leur enfance et peu d'activité physique. Cela suggère la possibilité qu'un stress pendant l'enfance aurait une responsabilité dans la survenue d'un SFC. En revanche, le rang de naissance, l'existence d'une obésité, le niveau d'instruction, le poids de naissance, l'absentéisme scolaire ou encore les maladies des parents n'auraient pas d'influence.

La maladie des cadres... mais pas seulement

Comme on l'a vu, le SFC n'épargne pas les jeunes cadres dynamiques dont le rythme de vie effréné semblerait en cause. Toutefois, nul besoin d'être un jeune cadre dynamique pour souffrir d'un SFC. Être un actif est suffisant. Des médecins néerlandais ont étudié le profil de 12 000 adultes actifs. Parmi eux 1 143 étaient fatigués et furent suivis pendant 44 mois : 8 % d'entre eux se sont avérés être des malades de SFC non diagnostiqués comme tel avant le début de l'étude, bien que fatigués. Ils représentaient donc 0,7 à 0,8 % de la population totale étudiée ! Les chercheurs ont mis en évidence qu'appartenir à une classe sociale plutôt basse et négliger sa santé étaient des facteurs de risque de SFC. L'autre élément, qui dénote plutôt une mauvaise information des médecins généralistes néerlandais, est que la multiplication des consultations médicales expose au SFC ! En d'autres termes, ne pas être diagnostiqué malgré ses symptômes et multiplier les consultations pour l'être enfin constitue un signe annonciateur de SFC !

Une prédisposotion génétique probable

La prédisposition génétique est très vraisemblable. Une autre étude néerlandaise vient de montrer que les mères d'adolescents souffrant d'un SFC étaient elles aussi fatiguées et présentaient des symptômes semblables à leur enfant alors que les pères étaient généralement indemnes. Une autre étude, italienne, vient clairement de démontrer que certains gènes qui contrôlent la production des interleukines 6 et 10 (des substances synthétisées par les lymphocytes lors des phénomènes de l'immunité et impliquées dans le SFC) pouvaient être affectés en agissant de façon inappropriée et exagérée à une agression, bactérienne (chlamydiae, staphylocoques, mycoplasmes) ou fongique (candidose). En d'autres termes, il s'agirait d'une hyperréactivité d'origine génétique.

Enfants et ados concernés

Le SFC concerne également les enfants et les adolescents. Une étude récente vient de montrer que les filles sont plus souvent fatiguées que les garçons. La fatigue dure en moyenne plus d'un mois, est sévère et s'accompagne souvent d'une dépression et de symptômes du SFC. Cette fatigue touche plutôt les filles sous traitement médicamenteux, celles dont les règles sont apparues de façon précoce ou encore les filles n'effectuant pas un job d'étudiant. Selon les auteurs de cette étude souffrir d'une fatigue intense pendant l'adolescence expose donc à un SFC à l'âge adulte.

Une fatigue chronique depuis 6 mois

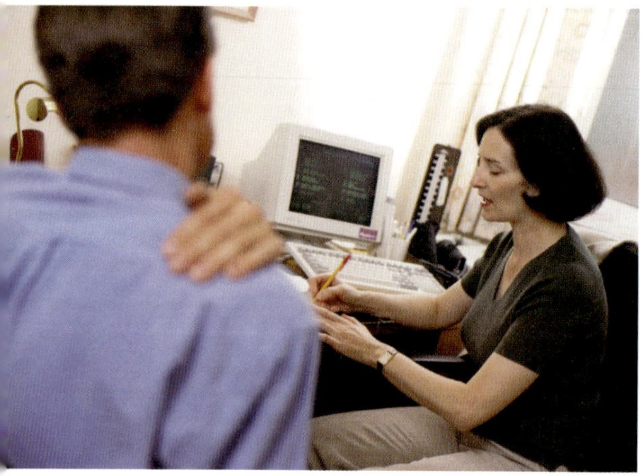

Si la fatigue domine bien entendu le tableau du SFC, de nombreux autres signes disparates sont nécessaires à l'établissement du diagnostic. Ces critères majeurs et mineurs sont à identifier car le diagnostic du SFC est avant tout clinique.

Selon la classification de Fukuda, on ne peut parler de SFC que lorsque le malade présente les deux critères majeurs de la maladie, à savoir une fatigue intense sans explication et 4 des 8 critères mineurs de la maladie. En d'autres termes, ce n'est pas parce qu'on souffre d'une fatigue qu'on est de ce fait atteint d'un SFC. Le diagnostic passe par un examen et un interrogatoire minutieux, à la recherche des autres critères du SFC, faute de quoi on ne peut parler de SFC.

Une fatigue intense depuis plus de 6 mois...

Si un mot devait caractériser le SFC ce serait « épuisement » ! Une fatigue intense qui persiste depuis plus de 6 mois. Cette maladie s'apparente littéralement à un véritable épuisement, et non à une vague lassitude, qui confine certains malades au lit ! Certaines personnes souffrant de SFC font état d'un malaise qui suit l'activité physique. Pour d'autres, il s'agit d'un syndrome grippal. Cette fatigue procède par intermittence, des moments de rémission alternant avec des périodes d'aggravation assimilées à des « coups de pompe » pendant lesquelles le malade ne peut effectuer quoi que ce soit, bien qu'il en ait l'envie. Du fait de l'absence d'effort physique qui pourrait expliquer cette fatigue, la fatigue du SFC peut être qualifiée d'asthénie.

… et inexpliquée

Aucune origine médicale n'est retrouvée, tant à l'interrogatoire qu'avec l'examen clinique ou les examens complémentaires éventuels. Retrouver une pathologie amènerait à reconsidérer cette fatigue comme étant un symptôme d'une autre pathologie. L'examen et l'interrogatoire ne mettent pas non plus en évidence de pathologie psychiatrique à l'origine du SFC même si une dépression peut apparaître après plusieurs mois, conséquence de cette fatigue inexpliquée et invalidante. Dans certains cas le SFC s'installe après certaines situations : infections ORL (rhino-pharyngites, grippe, sinusite, mononucléose infectieuse…) ou simple vaccination ! Autant de causes qui expliquent la difficulté de retrouver l'origine exacte du SFC et qui font dire par de nombreux spécialistes que le SFC aurait plusieurs causes et non une seule.

Un diagnostic d'élimination

L'examen clinique et l'interrogatoire sont fondamentaux à plusieurs titres car ils vont permettre d'éliminer des pathologies proches du SFC comme la fibromyalgie, une dépression, le syndrome du côlon irritable et le syndrome de la guerre du Golfe (*lire page 43*) mais aussi des affections plus graves. Bien conduits, ils permettent aussi d'éviter ainsi des prescriptions irraisonnées d'examens complémentaires coûteux lorsque les données recueillies permettent de mettre en évidence l'existence d'un SFC et rien d'autre.

Installation brutale

L'installation de la fatigue est variable… et subjective : de quelques semaines pour certains à quelques jours pour d'autres. Elle fait souvent suite à une infection qualifiée de « pseudo-grippale », à défaut d'identifier le germe en cause.

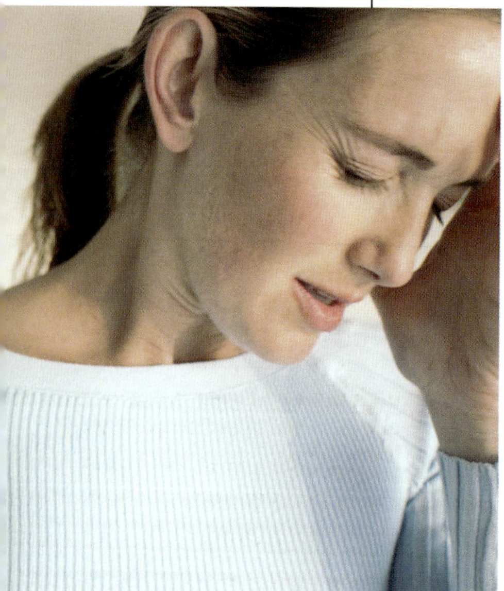

Les critères mineurs du SFC

Selon la classification de Fukuda huit autres symptômes peuvent intervenir lors d'un SFC. La présence de quatre d'entre eux est nécessaire au diagnostic du SFC, lorsque les critères majeurs sont présents bien entendu.

Les critères mineurs doivent être également présents depuis 6 mois, évoluer de façon cohérente par rapport à la fatigue et ne pas s'être manifestés avant la fatigue.

Les 8 critères mineurs

Troubles du sommeil. Le sommeil n'est pas réparateur et ne permet donc pas de soulager l'état de fatigue. En effet, il est parsemé de réveils multiples ou précoces et est très pauvre en périodes de sommeil profond qui sont les périodes de récupération de l'organisme. En outre, l'endormissement est difficile. Signalons que les réveils nocturnes peuvent être entretenus par des douleurs musculaires ou articulaires qui vont perturber le sommeil… et entretenir la fatigue. Les apnées du sommeil, qui peuvent coexister avec un authentique SFC, ne font pas partie du SFC. D'ailleurs la régression des apnées, obtenue avec le port d'un masque en pression positive, n'améliore pas la fatigue et le SFC.

Troubles de la mémoire ou difficultés importantes de concentration. Du fait de la fatigue le fatigué chronique a du mal à se concentrer et à travailler mais aussi

« Brouillard » cognitif

De nombreux malades se plaignent d'un « brouillard » cognitif, à savoir un état « cotonneux » qui handicape leurs performances intellectuelles. Cet état réduit leur aptitude au calcul, à l'écriture, au langage ou encore à la gestion des informations.

à trouver ses mots, à lire et plutôt à mémoriser à court terme. Certains ont des troubles de la vision. D'autres éprouvent une désorientation. Un tempérament irritable ou anxieux est fréquent.

Adénopathies douloureuses. Autrement dit, l'existence de ganglions au niveau des aisselles et/ou du cou et dont la palpation réveille une douleur. Elles peuvent être contemporaines ou non des manifestations ORL.

Myalgies. Les douleurs musculaires peuvent être localisées sur des points précis correspondant à des insertions ostéo-tendineuses ou bien être diffuses. D'apparition matinale, les douleurs résistent aux antalgiques habituels et s'accentuent dans la journée, lors des efforts physiques. Des crampes musculaires sont toujours possibles. Certaines circonstances vont accentuer les myalgies comme le froid, ou au contraire la chaleur, mais aussi la prise d'antibiotiques ou, chez la femme, les variations hormonales au cours des cycles.

Céphalées ou migraines inhabituelles. Les céphalées font partie du tableau du SFC.

Pharyngite. Curieusement le fatigué chronique est sujet aux angines à répétitions et autres pharyngites qui vont entretenir la fatigue. Le traitement permet alors d'améliorer la fatigue.

Fatigue généralisée plus de 24 heures après un effort. Le fatigué chronique va ressentir une baisse de forme musculaire et psychique inhabituelle bien après l'effort (plus de 24 heures après). Cette baisse de forme va se manifester par une fatigabilité musculaire rapide, voire même un malaise, des douleurs et parfois une augmentation des symptômes de la maladie. La récupération est donc lente et prend beaucoup plus de temps qu'avant le début du SFC où de tels efforts étaient bien mieux digérés. Malheureusement cette fatigue redoutée après l'effort va limiter les activités du fatigué chronique l'entraînant dans une sédentarité et un désentraînement musculaire qui sont sources d'une majoration de la fatigue.

Arthralgies. Très fréquentes lors des SFC les arthralgies concernent surtout le dos, les genoux, les doigts et les hanches. Les douleurs sont dites « migratrices » car elles passent d'une articulation à l'autre. Tout comme les myalgies, ces douleurs sont matinales. À l'instar de certaines maladies rhumatismales inflammatoires, les arthralgies diminuent dans la journée au fur et à mesure de l'utilisation des articulations. On parle d'un « dérouillage ».

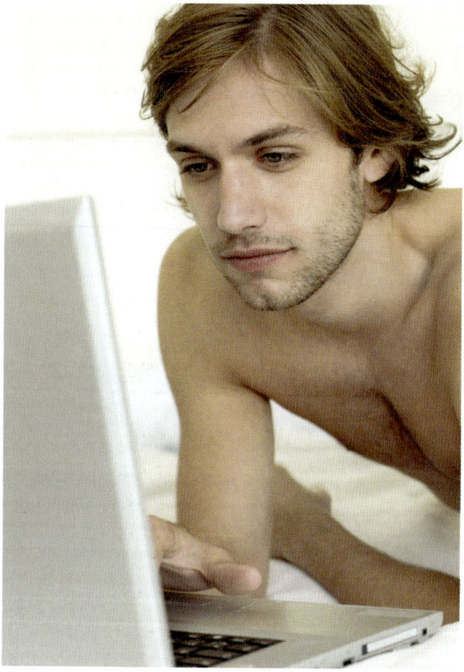

Les autres symptômes du SFC

Bien que n'appartenant pas aux critères majeurs ou mineurs, d'autres signes peuvent apparaître lors du SFC. Leur présence ne remet pas en cause le diagnostic SFC.

Comme on l'a vu, une classification permet de faire le diagnostic de SFC devant l'association de plusieurs symptômes bien définis. Force est de reconnaître que de nombreux autres signes viennent en enrichir la symptomatologie. Ils ne remettent pas en cause la réalité du SFC.

Troubles moteurs…

À côté des douleurs musculaires ou musculo-tendineuses le malade porteur d'un SFC peut éprouver des problèmes moteurs et parfois même un défaut d'équilibre et des vertiges. Des activités automatiques qui réclament une bonne coordination (taper à la machine, brossage des dents, pratique musicale…) deviennent difficiles voire impossibles, surtout lorsque l'environnement devient riche en stimulations sensorielles (bruit, lumière…).

… et même neurologiques parfois !

Le système nerveux autonome (SNA) peut être perturbé lors d'un SFC. Ce dysfonctionnement va se manifester par des symptômes cardiaques, comme la tachycardie, l'hypotension orthostatique (chute de la tension artérielle, notamment lors des changements de position), des troubles thermiques, une hypersudation, des difficultés respiratoires ou encore des variations du poids et de l'appétit. Des études approfondies menées par tomographie par émissions de photons ont permis de mettre en évidence une baisse de la perfusion cérébrale au niveau des zones temporales et frontales de patients atteints d'un SFC par rapport à des sujets non concernés. Ces défauts de perfusion ne sont pas systématiques ni spécifiques. Enfin, grâce à l'IRM, on a même pu mettre en évidence des anomalies au niveau de petites zones circonscrites de la substance blanche cérébrale, prédominante au niveau des lobes frontaux. Ces petites « taches » inconstantes et non spécifiques sont également présentes chez des personnes indemnes de SFC. Des signes d'imagerie intéressants, certes, mais qui ne permettent pas d'en faire des éléments de diagnostic, et encore moins de dépistage du SFC.

Des paramètres biologiques altérés

Paradoxalement, si les examens complémentaires qui explorent les pathologies accompagnant une fatigue notable sont normaux, force est de constater que le bilan biologique, lui, est loin d'être normal lors d'un SFC. Des chercheurs ont pu retrouver des anomalies concernant le potassium sanguin, la glycémie, la calcémie, la chlorémie. Des modifications hormonales ont été mises en évidence. La correction de ces paramètres n'a pas permis de faire régresser la fatigue mais simplement de modifier certains des symptômes mineurs de la maladie.

D'autres manifestations

- Petit épisode nocturne de fièvre.
- Troubles pulmonaires (modifications de la ventilation et de la perfusion pulmonaire).
- Sensibilité exacerbée à la lumière, aux odeurs, aux bruits Allergies (dans 50 % des SFC).
- Syndrome des jambes sans repos lors de l'endormissement
- Frissons et sueurs.
- Troubles gynécologiques (pénétrations douloureuses, sécheresse vaginale, candidose génitale).
- Accès de faiblesse musculaire intense et brutale qui oblige à l'arrêt immédiat de l'activité
- Infections urinaires à répétition
- Troubles fonctionnels intestinaux (douleurs abdominales, ballonnements, constipation, gaz...).
- Bruxisme et/ou douleurs de la zone temporo-mandibulaire près de l'articulation entre la mâchoire inférieure et le maxillaire supérieur.
- Flush (accès de rougeur diffuse) et/ou rash cutané (éruption rouge fugitive).

Les conséquences de la fatigue

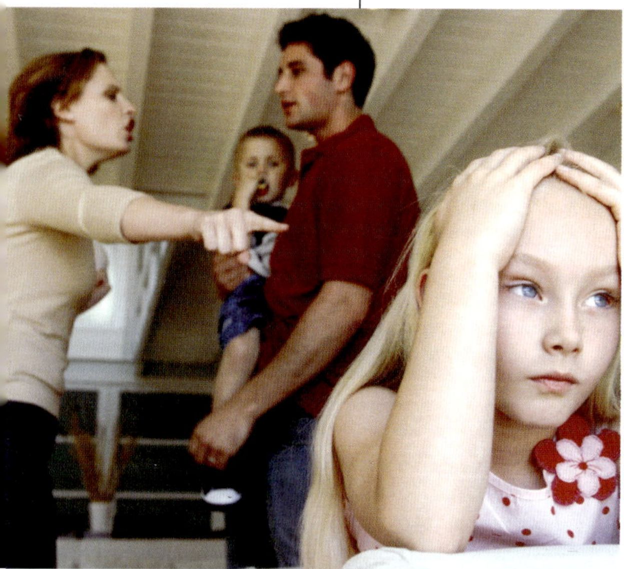

Les conséquences du SFC sont variables d'un malade à l'autre. Généralement, le SFC a des répercussions importantes sur la vie sociale, familiale ou professionnelle.

Le lendemain des efforts consentis, les myalgies et la fatigue sont telles que ce genre d'effort n'est plus renouvelé, amenant progressivement le malade à un repli et à une limitation volontaire des activités. Les malades atteints d'un SFC ne ressentent pas l'effet euphorisant ou de plaisir entraîné par l'exercice physique. Ils se sentent mal après l'effort et mettent plus de temps à récupérer qu'avant la survenue du SFC, à efforts d'intensité égale. En général la récupération prend plus de 24 heures voire beaucoup plus en cas d'effort intense.

Un impact sur la vie professionnelle...

Toutefois l'intensité de l'épuisement peut varier d'un individu à l'autre, allant de l'épuisement total chez certaines personnes qui éprouvent du mal à effectuer les gestes de la vie quotidienne et s'arrêtent de travailler, à un épuisement qui empêche l'efficience chez d'autres.

Les activités s'en trouvent nettement diminuées. Certains malades, bien qu'épuisés, continuent toutefois à exercer leur profession au prix d'efforts importants qui les amènent aux limites de leurs possibilités (répétition des arrêts maladie). L'arrêt de l'activité professionnelle (ou sportive) n'est donc pas un critère qui permet d'évaluer l'intensité de la fatigue chronique. Reste enfin l'impact des pertes de mémoire et des difficultés sur l'activité professionnelle, difficile à évaluer tant la fatigue est au premier plan.

... et économique

L'impact économique du SFC est considérable. Aux États-Unis la baisse de la productivité par malade a été évaluée à 54 % au travail ce qui représente une perte annuelle de 20 000 dollars par personne et un manque annuel de 9,1 milliards de dollars.

Les conséquences du SFC

Arrêts maladie à répétition suivis d'une mise en invalidité, perte de l'emploi pour certains, difficultés sociales et familiales, conflits conjugaux qui peuvent mener à la séparation, dépression et anxiété... Les conséquences du SFC peuvent être dramatiques, d'où l'intérêt de ne pas minimiser cet état de fatigue et de ne pas hésiter à prendre contact avec une association de malades afin d'être épaulé, conseillé ou tout simplement écouté et compris.

Fatigue trompeuse

Dans certains cas la fatigue peut être l'un des symptômes d'une maladie encore méconnue.

- **Maladie thyroïdienne :** hyper ou hypothyroïdie.
- **Maladie des glandes surrénales :** syndrome de Cushing par excès de cortisol, maladie d'Addison par insuffisance de sécrétion surrénalienne.
- **Anémie**, par déficit en fer.
- **Cancers et leucémies.**
- **Diabète sucré.**
- **Maladies auto-immunes :** lupus, sclérodermie, myosites (inflammations musculaires), polyarthrite rhumatoïde, maladie de Horton.
- **Infections** (sida, hépatites, tuberculose, maladie de Lyme...).
- **Syndrome des apnées** du sommeil, insomnies...
- **Pathologies neurologiques :** sclérose en plaque, maladie de Parkinson, myasthénie, hypertension intracrânienne, tumeurs cérébrales...

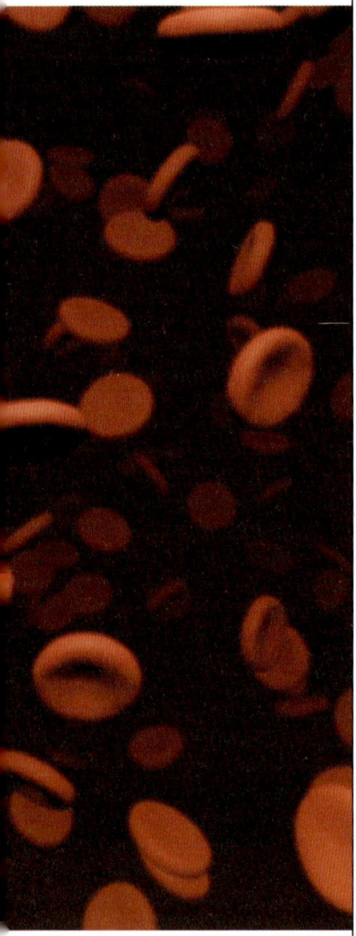

Le mystère demeure...

D'où provient le SFC ? De nombreuses hypothèses ont été avancées pour expliquer le SFC. À ce jour aucune ne fait complètement l'unanimité parmi les spécialistes. Tour d'horizons des origines possibles.

De nombreuses hypothèses ont vu le jour depuis les premières descriptions du SFC. À ce jour aucune n'a fait la preuve de sa responsabilité entière et totale dans l'apparition du SFC. Et pourtant, même si le diagnostic de SFC requiert la normalité des examens complémentaires force est de constater que la plupart des fatigués chroniques montrent des anomalies lors de bilans plus poussés ! Des anomalies présentes dans certaines pathologies bien connues. Autant de pistes suivies par les spécialistes en quête de réponse à cette question essentielle : d'où provient le SFC ?

Qui de l'œuf ou la poule ?

Ces anomalies sont-elles la cause ou la conséquence du SFC ? La communauté scientifique reste encore perplexe quant à la réponse. Pas d'étiologie reconnue à ce jour, alors que l'on aurait dû pourtant en retrouver depuis le temps qu'on la recherche, et des anomalies biologiques disparates. Ces considérations font dire à certains que le SFC est peut être hétérogène, abritant des symptômes communs à des maladies d'origine différente. En d'autres termes le SFC regrouperait un ensemble de signes communs à de nombreuses maladies. Il ne s'agirait que d'une construction « intellectuelle » sans réelle fondation solide. Une hypothèse qui ne fait pas non plus l'unanimité. Enfin certains estiment que le SFC n'aurait pas une origine unique mais des causes multiples qui s'additionneraient chez un même individu.

Anomalies immunologiques

De nombreuses études retrouvent des anomalies de l'immunité chez des patients souffrant d'un SFC. Certaines substances de l'immunité s'en trouvent augmentées, comme l'interleukine 6 ou les alpha 2 globulines. L'activité de certains lymphocytes T serait augmentée alors qu'elle serait abaissée pour les lymphocytes dits « natural killer ». Dans une autre étude des chercheurs ont retrouvé une augmentation d'autoanticorps dirigés contre les enveloppes des noyaux cellulaires chez des sujets atteints de SFC. De son côté une équipe française a mis en évidence une augmentation du taux des anticorps antinucléaires chez 55 % des malades. Des résultats inconstants toutefois, à la signification clinique incertaine et qui ne permettent donc pas d'incriminer cette piste avec certitude.

L'hypothèse allergique

Près d'un Français sur quatre souffre d'une allergie. Rien d'étonnant si nombre de patients atteints de SFC présentent eux aussi une allergie ; c'est le cas pour près de 50 % d'entre eux. Un chiffre certes supérieur à la moyenne française mais qui n'est pas statistiquement suffisant pour incriminer les allergies dans la survenue d'un SFC. Pourtant, les phénomènes allergiques et le SFC ont un point commun : la fatigue. En effet, l'histamine libérée lors de l'allergie et les cytokines, dont les interleukines, libérées également vont modifier à la baisse le seuil de fatigue. Il n'est donc pas ridicule de vérifier une origine allergique (alimentaire, médicamenteuse...) lors de la survenue d'une fatigue chronique et de la traiter, bien entendu.

Les autres pistes suivies

- Mercure présent dans les amalgames dentaires.
- Déficit en acides gras essentiels.
- Déficit en acides aminés.
- Troubles ioniques.
- Vaccinations. Nombre de fatigués chroniques ont été vaccinés dans les deux ans précédents l'apparition du SFC.

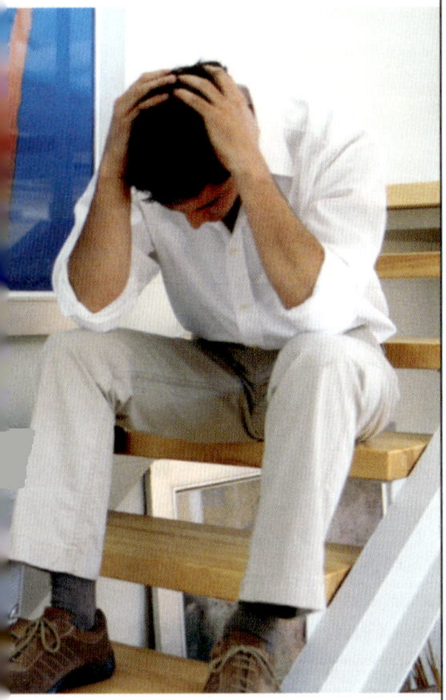

À la recherche des hormones perdues !

C'est bien connu, presque toutes les perturbations hormonales peuvent s'accompagner de fatigue. Bien que de nombreuses études retrouvent des anomalies hormonales chez des patients souffrant de SFC, elles ne semblent pas suffisantes pour expliquer la maladie.

Pratiquement toutes les anomalies glandulaires peuvent s'accompagner d'une fatigue persistante, qu'il s'agisse des pathologies des surrénales, de la thyroïde ou encore de l'hypophyse. Bien souvent, il s'agit d'une insuffisance de sécrétion. Les spécialistes pensent qu'un taux hormonal bas abaisserait le seuil de la fatigue. L'hypothèse d'une responsabilité hormonale est étayée par de nombreuses constatations biologiques. Des anomalies dont il faut tenir compte dans le traitement car, ne l'oublions pas, une insuffisance hormonale génère de la fatigue !

Le cortisol en première ligne...

Ainsi, une équipe médicale anglaise a pu établir très récemment que le taux de cortisol (une hormone synthétisée par les glandes surrénales, glandes situées au dessus des reins) était abaissé dans les urines et la salive de patients souffrant d'un SFC et ce, du fait d'une dégradation accélérée. Des taux abaissés, mais modérément, qui ne permettent pas de parler d'une véritable insuffisance de cortisol comme on peut en rencontrer dans l'insuffisance surrénale. Une perturbation que l'on retrouve aussi dans la population générale et qui ne donne pas lieu systématiquement à un SFC. D'autant que le manque de sommeil, la dépression ou un changement du rythme de vie peuvent modifier sa synthèse.

... mais pas seulement !

De nombreuses études se sont penchées sur le profil hormonal des patients souffrant de SFC. On a pu retrouver des insuffisances thyroïdiennes. D'autres observations montrent que si certaines hormones peuvent diminuer notablement après un effort lorsqu'on souffre d'un SFC, comme l'hormone de croissance par exemple (*growth hormone* en anglais, GH), tout rentre dans l'ordre le lendemain, alors que la fatigue, elle, est toujours présente. D'ailleurs un test thérapeutique utilisant la GH, efficace dans la fibromyalgie, n'a pas donné de résultats intéressants pour le SFC. D'autres études ont mis en évidence des perturbations dans les taux de la DHEA, la fameuse hormone de jouvence, la prolactine (hormone de la lactation), la mélatonine (hormone des rythmes circadiens) et l'ACTH (qui contrôle la production du cortisol). Là encore, il s'agirait plus de conséquences du SFC que de causes. Enfin, tout comme dans la fibromyalgie et le syndrome du côlon irritable (*lire page 43*), la sérotonine semble perturbée lors d'un SFC.

L'axe hypothalamo-hypophyso-surrénalien

Des chercheurs ont retrouvé des perturbations de l'axe hypothalamo-hypophyso-surrénalien, un axe majeur dans la synthèse et le contrôle de la plupart des hormones dont le cortisol qui est en première ligne lors des réactions de stress. Toutefois il n'est pas possible de conclure à la responsabilité primitive ou secondaire de ces perturbations dans le SFC.

La piste infecteuse, séduisante... mais insuffisante

Du fait de son début souvent brutal marqué par un syndrome « pseudo-grippal », l'origine infectieuse a été la première suspectée. Tour d'horizon des maladies infectieuses incriminées.

La piste infectieuse a été longtemps privilégiée pour expliquer le SFC. D'autant qu'au début des années 1990, les médecins parlaient « d'épidémie de fatigue chronique ». Avant sa dénomination officielle en SFC, cette pathologie était qualifiée de fatigue « post-infectieuse » du fait de l'apparition simultanée de cette fatigue avec un syndrome pseudo-grippal : courbatures, fièvre modérée, adénopathies, céphalées, douleurs pharyngées. Une hypothèse séduisante car les maladies infectieuses, comme les hépatites virales, laissent souvent la place à une fatigue persistante bien après la fin de l'épisode infectieux. Et nombreuses d'entre elles peuvent persister à l'état latent et faire parler d'elles à l'occasion de la résurgence de l'agent infectieux comme l'herpès par exemple, responsable du bouton de fièvre, ou encore les candidoses qui peuvent rester quiescentes au niveau génital. L'infection serait en quelque sorte un révélateur du SFC, un facteur déclenchant qui favoriserait seulement son émergence mais ne serait pas directement à l'origine.

Des anticorps persistants...

Ainsi, nombre de patients atteints de SFC ont des taux d'anticorps élevés contre les agents infectieux suspectés d'être à l'origine du SFC et ce, plus que dans la population générale. De là à les incriminer dans la physiopathologie du SFC, il y a un pas... que n'ont pas franchi les spécialistes qui sont incapables de déterminer si ces infections sont encore actives et responsables du SFC ou simplement inactives ou réactivées à l'occasion de l'apparition du SFC.

... et la présence d'une enzyme d'origine infectieuse

Autre argument plaidant en faveur d'une origine infectieuse, la découverte d'une forme d'enzyme anormale, la *ribonucléase-L* chez les personnes touchées par un SFC (72 % des SFC la possèdent contre 1 % de la population générale). Cette enzyme anormale provient de la dégradation d'une enzyme normale, la *ribonucléase-Rnase*, au cours d'une infection virale. Mais comme précédemment, cette enzyme anormale n'est pas spécifique du SFC !

La mononucléose surtout

La mononucléose infectieuse, ou « maladie du baiser », est celle qui a suscité le plus d' « espoirs » dans la physiopathologie du SFC. Dans cette pathologie due au virus « *Epstein-Barr* » (VEB) transmis par la salive, la fatigue persiste de nombreux mois après l'épisode infectieux proprement dit. Une équipe américaine vient récemment de montrer que 100 % des SFC examinés avaient déjà été en contact avec le VEB et que 72 % voyaient l'infection se raviver. Des chiffres que l'on doit prendre avec précaution lorsqu'on sait qu'une grande majorité de la population a déjà été en contact avec le VEB. En outre, rien ne dit que l'activité soudaine du VEB n'est pas le fait du SFC.

Autres germes incriminés

- L'herpès virus humain de type 6 (HHV6)
- Les *chlamydiae*
- Les mycoplasmes
- La brucellos
- Les rickettsioses
- Virus des hépatites
- Les candidas
- Les staphylocoques

Traiter ne change rien, ou presque

Un autre argument plaide en faveur de l'absence de relation entre les maladies infectieuses et l'apparition d'un SFC : le traitement ciblé contre le germe incriminé ne modifie pas l'évolution générale de la maladie même si la part de fatigue occasionnée par l'infection peut être améliorée du fait de la suppression de l'infection. Rappelons que lors d'une infection localisée ou généralisée certains globules blancs (lymphocytes, monocytes...) vont fabriquer des substances appelées « cytokines » chargées de stimuler les cellules du système immunitaire, dont les globules blancs eux-mêmes. Les cytokines sont responsables notamment de la fatigue ressentie lors d'une infection. Ce sont d'ailleurs les cytokines qui provoquent la fièvre.

L'hyperréactivité aux antigènes environnementaux

Il s'agit d'une susceptibilité exacerbée aux antigènes qui recouvrent certaines bactéries (*mycoplasmes, chlamydiae*) et champignons (*candida*) que l'on retrouve sur la peau ou sur les muqueuses. Il existerait un déséquilibre de la flore intestinale avec comme conséquence une multiplication de germes pathogènes qui stimuleraient les lymphocytes T. Ces derniers synthétiseraient des cytokines qui vont abaisser le seuil de fatigue.

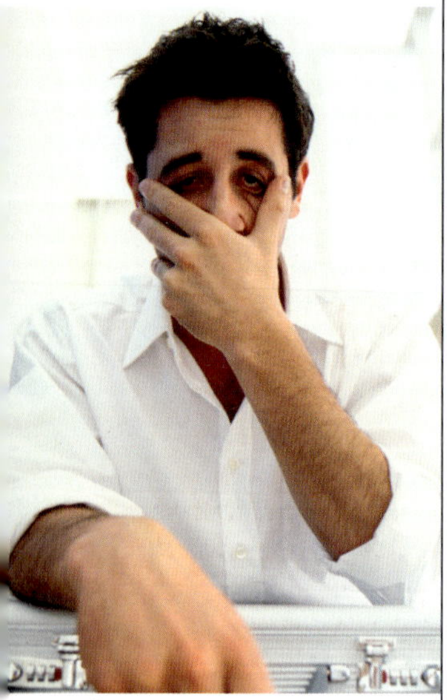

Quand la dépression n'explique pas tout

Certes, les dépressifs sont souvent fatigués. Certes, de nombreux patients atteints d'un SFC deviennent dépressifs et anxieux. Pour autant, la dépression et l'anxiété ne sont pas à l'origine du SFC.

C'est un fait admis désormais par tous : les symptômes neuropsychiatriques constatés dans le SFC sont la conséquence du syndrome et non la cause. En effet, la dépression, l'anxiété, l'irritabilité, la tristesse, les attaques de panique, les troubles obsessionnels compulsifs guettent souvent le malade atteint d'un SFC devenu psychologiquement fragile. Des états comparables à la dépression de deuil ou de stress post-traumatique ont même été décrits.

Quand la fatigue rend dépressif

La fatigue est également un signe fréquemment observé dans la plupart des affections neuropsychiatriques, qu'il s'agisse de la dépression ou d'un trouble de l'humeur. La dépression ou l'anxiété ne sont pas à l'origine du SFC même si ce syndrome peut apparaître après un événement de vie susceptible de perturber l'équilibre psychique. Pour autant, on ne peut nier l'importance du psychisme dans le SFC. Ainsi, des études ont montré que les patients atteints d'un SFC avaient une mauvaise perception de leur sensation corporelle, un seuil de fatigue abaissé et une tolérance à la douleur réduite les amenant à éviter les situations à risque qui augmentent la fatigue.

Un cercle vicieux

Être fatigué en permanence depuis longtemps, souffrir de douleurs mystérieuses, ne disposer d'aucun traitement, ne pas être pris au sérieux par son médecin ou son entourage qui ne comprend pas qu'on puisse être fatigué en permanence, perdre son emploi ou son conjoint... une situation qui peut mener droit à la dépression ! Une pathologie dont l'un des signes majeurs est la fatigue ! Vous l'aurez compris, après un certain temps d'évolution la dépression et le SFC sont profondément intriqués et la dépression peut apparaître comme étant l'élément déclenchant. Toutefois, fait important, le traitement antidépresseur (qui peut fatiguer également le patient) résout le problème dépressif en partie mais ne va pas modifier l'évolution de la fatigue chronique. En ce qui concerne la dépression, le médecin va l'évaluer au moyen d'un questionnaire (questionnaire de Beck).

Pas de perte de l'élan vital lors d'un SFC

Identifier une dépression est donc important, d'autant qu'elle peut être masquée. En clair, nombre de dépressifs, souffrant ou non d'un SFC, le sont à leur insu ! La dépression partage certains symptômes communs avec le SFC, comme des douleurs diffuses, des troubles du sommeil ou de la mémoire ou bien des céphalées. Mais contrairement au SFC non dépressif, la dépression s'accompagne d'une perte de « l'élan vital » qui fait que les dépressifs n'ont plus la motivation pour continuer à travailler ou pour mener leurs activités quotidiennes. Le patient qui souffre d'un SFC mais qui n'est pas dépressif conserve l'aptitude aux projets et au plaisir dans la mesure de ses possibilités physiques.

Des différences subtiles

En cas de doute sur un SFC ou sur une dépression quelques petites différences subtiles permettent de mieux distinguer ces deux pathologies :

- Diminution de la synthèse de cortisol dans le SFC / augmentation dans la dépression.
- Réveil matinal précoce, pauvreté du sommeil profond dans le SFC / réveils en milieu de nuit dans la dépression et sommeil paradoxal augmenté.
- Pic de SFC constaté de novembre à janvier et un minimum d'avril à mai alors que la dépression, hormis la dépression saisonnière, est uniforme dans l'année.

SFC et fibromyalgie : des rapports de voisinage étroits

Le SFC partage de nombreux points communs avec la fibromyalgie, comme la fatigue bien sûr et les douleurs mais aussi avec le syndrome du côlon irritable, la dépression et même le syndrome de la guerre du Golfe ! Un examen attentif permet d'affiner le diagnostic.

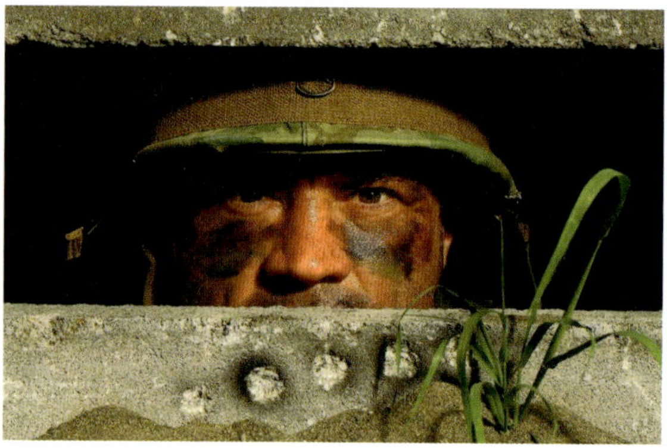

Le cocktail « fatigue-douleurs diffuses et inexpliquées » n'est pas l'apanage du SFC. Certaines pathologies partagent de nombreux symptômes avec le SFC sans toutefois obéir à la classification de Fukuda car elles ne réunissent pas les critères majeurs et mineurs réclamés. Elles doivent toutefois être évoquées par principe. Mais bien que les frontières entre ces diverses pathologies et le SFC ne soient pas tranchées, une différence notable permet d'orienter le diagnostic : si la fatigue est présente dans tous les cas, elle n'est pas au premier plan comme c'est le cas dans le SFC. L'un des symptômes prédomine dans chaque pathologie ; c'est ce qui va permettre d'orienter le diagnostic.

La fibromyalgie d'abord

Si la fatigue existe dans la fibromyalgie, ce sont surtout les douleurs ostéo-tendineuses localisées en des points précis et présentes depuis plus de trois mois qui constituent la principale plainte et donc le motif de consultation médicale. Il n'en faut alors pas beaucoup plus au médecin pour évoquer la fibromyalgie, la pathologie qui partage le plus de points communs avec le SFC et qui peut donc poser un problème de diagnostic. Pour autant, un examen attentif et un interrogatoire minutieux doivent permettre de retrouver des différences significatives. Les points douloureux sont localisés autour de 18 zones bien particulières ; 11 points douloureux suffisent pour retenir ce diagnostic. Il existe par ailleurs une sensation cutanée exacerbée pour des stimulations cutanées habituellement supportées. Les bains chauds améliorent les douleurs.

Syndrome du côlon irritable...

Il s'agit d'un dysfonctionnement du côlon, d'origine encore inconnu, et qui partage également de nombreux points communs avec la fibromyalgie. On suspecte la sérotonine d'être à l'origine de ces deux pathologies. Dans la fibromyalgie comme dans le syndrome du côlon irritable, on constate une baisse de ce neuromédiateur. Dans le syndrome du côlon irritable, qu'on appelle aussi colopathie fonctionnelle, ce sont tout naturellement les troubles digestifs qui prédominent : douleurs abdominales, ballonnements dus à l'accumulation de gaz, constipation ou au contraire diarrhée. Tout comme pour le SFC et la fibromyalgie, le diagnostic de syndrome du côlon irritable est porté lorsque tous les examens complémentaires sont négatifs.

Syndrome de la guerre du Golfe !

Dans ce syndrome qui toucha les militaires, surtout américains et anglais, incorporés dans le golfe Persique pendant la guerre en Irak au début des années 1990, la symptomatologie emprunte les signes présents dans le SFC, le syndrome du côlon irritable et la fibromyalgie. Les scientifiques n'ont toujours pas réussi à en déterminer l'origine exacte.

D'autres pathologies trompeuses

- Syndrome de dysfonction de l'articulation temporo-mandibulaire (SADAM)
- Syndrome de douleurs myofasciales
- Atteintes neuromusculaires (myasthénie, polynévrite, maladies musculaires diverses...)
- Rhumatismes divers (rhumatisme psoriasique, pelvispondylite rhumatismale etc.)
- Vessie instable
- Troubles fonctionnels intestinaux (TFI)
- Migraine
- Allergies
- Syndrome de Gougerot-Sjögren
- Prolapsus de la valve mitrale

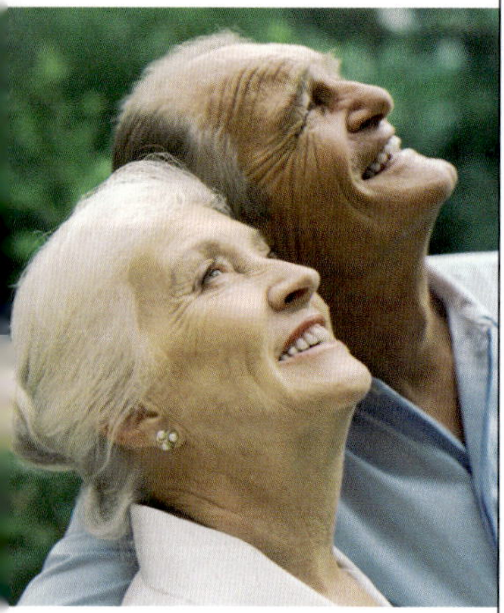

Guérir c'est possible !

Avec un peu de patience et une prise en charge adaptée le SFC va s'atténuer pour s'améliorer chez près de la moitié des malades et disparaître pour 10 % d'entre eux.

Malgré son caractère chronique et donc désespérant nombreux sont les malades qui vont voir leur état s'améliorer progressivement avec une prise en charge adaptée comportant notamment un réentraînement à l'effort physique. D'après les statistiques disponibles on estime en effet que 17 à 64 % des malades vont connaître une atténuation du SFC et que 10 % vont guérir (le SFC disparaît). En revanche, 10 à 20 % des malades vont voir leur état s'aggraver au fil des ans. Notons toutefois que la subjectivité de la plupart des symptômes rencontrés dans le SFC et parfois l'état de détresse psychologique du malade rendent difficile une évaluation objective de l'amélioration ou de l'aggravation du syndrome. Quoiqu'il en soit, la plupart des SFC s'améliorent dans les 2 à 3 ans qui suivent le diagnostic.

Ceux qui s'en sortent...

L'évolution du SFC semble offrir un meilleur pronostic chez les enfants et les adolescents ; en effet, 80 % connaissent une amélioration même s'il persiste quelques symptômes chez certains. Enfin, ceux qui semblent connaître une amélioration identifient des périodes intermittentes de rémission de la fatigue. Ressentir une amélioration, même temporaire, est donc un signe d'évolution positive. Enfin, la qualité relationnelle amenée par les soignants lors de la prise en charge influence également le pronostic. Il est donc important d'avoir confiance dans les thérapies mises en route et d'adhérer totalement à la prise en charge proposée.

... et ceux qui s'aggravent

Le pronostic de l'évolution du SFC chez les personnes âgées n'est pas bon. Un SFC installé depuis plus d'un an et demi constitue également un facteur de risque d'une aggravation du syndrome ainsi qu'une fatigue particulièrement intense. L'existence de maladies psychiatriques associées (primaires ou secondaires à l'installation du SFC), comme l'apparition d'une dépression sévère par exemple, contribue à l'établissement d'un mauvais pronostic. Une étude néerlandaise vient de démontrer avec certitude que l'absence d'activité physique suffisante aggravait le SFC, preuve qu'il faut littéralement se bouger pour s'en sortir ! Selon des médecins américains, présenter huit autres symptômes inexpliqués, en plus des symptômes mineurs proposés par la classification de Fukuda, constitue un facteur de risque de persistance de la fatigue plus de 2 ans et demi après le diagnostic. Il en est de même des troubles de l'humeur avant la survenue du SFC. Enfin, cette étude pratiquée sur 78 patients permet de retenir l'âge « critique » où le pronostic concernant l'évolution du SFC est mauvais : 38 ans ! Un âge à prendre avec précaution dans la mesure où tout dépend de l'ancienneté du SFC. En conclusion, si l'on devait retenir une chose, c'est qu'il vaut mieux consulter rapidement en cas de fatigue chronique et ne pas attendre plus d'un an et demi !

Ne pas minimiser l'importance du psychisme

Les médecins ont également remarqué que les patients qui attribuent leur SFC à des causes physiques telles que la pollution, une infection virale voire même un « empoisonnement » au sens large ou bien qui minimisent les causes psychologiques, personnelles ou familiales, constituent une classe de malades à risque d'aggravation. Cette attitude va pénaliser le malade et entretenir les symptômes. Avoir une approche purement somatique de son trouble est donc un élément péjoratif.

Comment ne pas rechuter ?

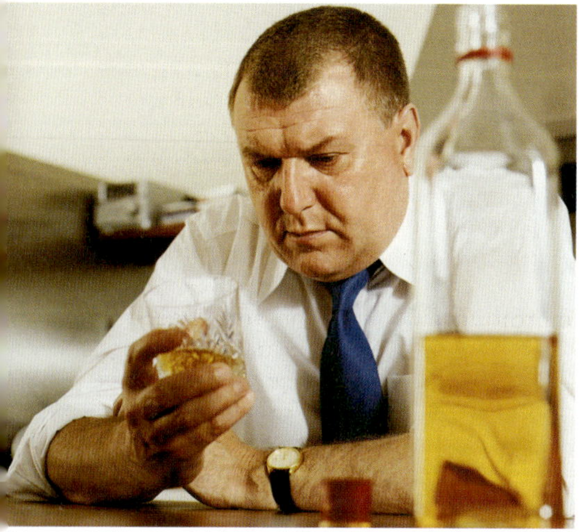

Malheureusement la rechute est toujours possible après une période d'amélioration. Tour d'horizon des situations à risque et des précautions à prendre pour ne pas en faire les frais.

Certains patients vont rechuter après une période encourageante d'amélioration. La cause la plus probable serait cette fameuse hyperréactivité aux antigènes de l'environnement et notamment aux germes, à l'occasion par exemple d'une angine, d'un rhume banal ou d'une infection quelconque. Chez la femme, c'est parfois une infection génitale qui va précipiter les choses, d'où l'intérêt d'un examen gynécologique pour dépister une éventuelle infection latente.

Un risque élevé de cancers et de suicides

D'après des chercheurs américains qui ont étudié les causes de décès de 166 patients porteurs d'un SFC, le risque d'infarctus, de cancer et de suicide est majoré chez les porteurs d'un SFC ; ou plus exactement les décès surviennent de façon beaucoup plus précoce que dans la population générale. Plus précisément, les décès concernent trois fois plus de femmes que d'hommes. Les infarctus, les cancers ainsi que les suicides représentent 59,6 % de l'ensemble des décès. L'âge moyen du décès par cancer était de 47,8 ans et celui du suicide de 39,3 ans. Selon une autre étude américaine les suicides sont 8 fois plus nombreux chez les porteurs d'un SFC qui sont dépressifs de surcroît ! En effet, la dépression sévère majore le risque de suicide ; un élément dont il faut tenir compte pour la prise en charge. Concernant les cancers, rien n'indique dans ces études s'ils étaient présents avant le déclenchement du SFC ou s'ils se sont développés par la suite. Néanmoins on sait qu'un état de santé précaire, la fatigue, un mal-être ou une dépression exposent au développement des tumeurs.

Les facteurs aggravants

Certaines situations sont susceptibles d'aggraver le SFC ou de favoriser une rechute après une période d'amélioration :

- L'exposition au froid ;
- Une activité musculaire ou intellectuelle prolongée ou excessive ;
- La conduite automobile prolongée ;
- La consommation de caféine, d'aspartame ou d'alcool ;
- Une infection virale, comme la grippe par exemple ;
- Les changements d'horaires de sommeil ;
- Un stress excessif ;
- Un voyage aérien prolongé ;
- Une surcharge d'informations ;
- Une surcharge sensorielle, qu'elle soit auditive, visuelle ou même olfactive.

Une évolution possible vers un syndrome de Gougerot-Sjögren

Dans certains cas, et sans que l'on sache réellement pourquoi, le SFC évolue vers un syndrome de Goujerot-Sjögren, une maladie auto-immune qui se manifeste par une sécheresse lacrymale et des muqueuses (absence de salive et de larmes) du fait d'une altération des glandes salivaires, lacrymales, bronchiques ou encore digestives et vaginales. L'hyperréactivité aux antigènes des germes serait une nouvelle fois en cause.

Gare au don du sang !

Il a été remarqué que le SFC, et notamment la fatigue, pouvait s'exacerber après un simple don du sang ! Une pratique que les médecins déconseillent donc d'autant qu'on ignore toujours l'origine et les mécanismes du SFC... et donc la possibilité d'une éventuelle transmission de l'agent responsable !

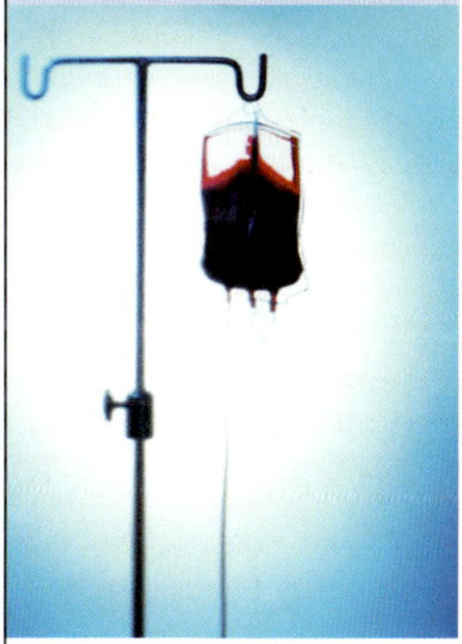

Les grands principes de la prise en charge

À l'heure actuelle, en l'absence d'un traitement spécifique et d'une identification de l'origine de la maladie, seule une prise en charge multidisciplinaire personnalisée permet d'améliorer le SFC et parfois même de le guérir.

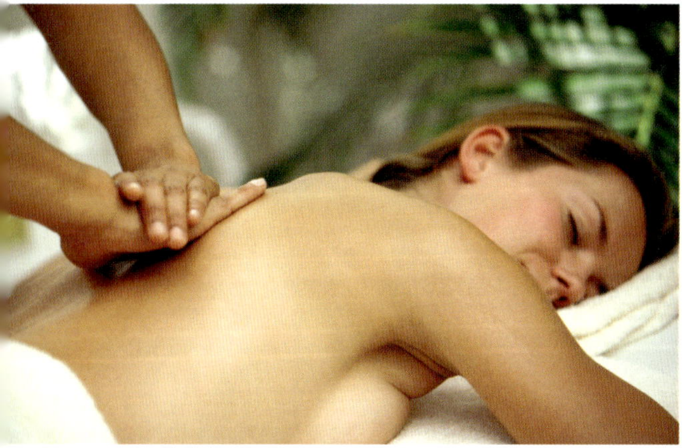

Du fait de l'absence d'identification de l'étiologie du SFC, de la multiplicité des symptômes et de leur aspect disparate, le traitement est avant tout multidisciplinaire (médecin généraliste, psychiatre, kinésithérapeute, médecin de la douleur, médecin interniste ou rhumatologue…) et symptomatique. Il doit concerner la fatigue ainsi que tous les symptômes dits « mineurs », sans oublier la prise en charge d'une dépression ou d'une anxiété éventuelles et des troubles du sommeil. Schématiquement, la prise en charge vise essentiellement à élever le seuil de fatigue, à se réentraîner à l'effort de façon prudente, à prendre en charge la composante psychique et à traiter les éventuels foyers infectieux passés inaperçus. En outre, retrouver ou adopter une hygiène de vie correcte est essentiel pour espérer améliorer son état de fatigue.

Évaluer l'intensité de la fatigue avant de traiter

Évaluer l'intensité du SFC et son retentissement sur la vie sociale, familiale et professionnelle est important afin d'envisager les modalités du traitement qui doit être personnalisé et tenir compte de l'intensité des signes. Comme on l'a vu, si la plupart des fatigués chroniques évoquent un épuisement, nombreux sont ceux qui tentent de faire face en ne changeant pas leurs habitudes et en continuant leur activité professionnelle. Il faut donc évaluer la sévérité du SFC, et en particulier les symptômes dits « mineurs » qui le sont peut-être au regard de la classification de Fukuda mais pas pour les malades qui en souffrent au quotidien. Car si la fatigue peut être invalidante, que dire des céphalées, des troubles du sommeil ou encore des arthralgies qui peuvent avoir des répercussions importantes sur la vie de tous les jours ?

Bien comprendre la maladie… et l'accepter !

Bien comprendre la maladie (et donc se la faire expliquer) et savoir qu'il n'existe pas à ce jour de traitement spécifique ni d'explication sur son étiologie et ses mécanismes est essentiel pour le malade afin qu'il adhère mieux à la prise en charge proposée qui peut lui apparaître comme bien insuffisante au regard des symptômes. C'est l'intérêt des thérapies cognitives et comportementales. L'essentiel est que le malade accepte sa maladie et que son entourage sache que la maladie est reconnue, réelle et qu'il ne s'agit pas d'une maladie imaginaire ou des conséquences d'une dépression. En outre, le pronostic de la maladie et les enjeux de la prise en charge doivent être bien assimilés par le malade comme par l'entourage proche car la guérison totale n'est pas toujours au rendez-vous. Les aggravations et les rechutes sont possibles et doivent être intégrées par le patient, ne serait-ce que pour le motiver à accepter le réentraînement à l'effort.

Apprendre à s'adapter à sa fatigue

Il est essentiel de montrer au malade comment s'adapter à la fatigue et aux autres symptômes en fonction de l'environnement et de ses besoins. Le but est qu'il maintienne ses activités professionnelles, sociales et familiales selon ses possibilités car l'inactivité aggrave la fatigue. La prise en charge doit entraîner une dynamique positive. Un recul du seuil de fatigue et la diminution des symptômes peuvent permettre une reprise de l'activité professionnelle et des activités physiques qui vont collaborer à améliorer également le SFC.

Éliminer une pathologie grave, l'un des rôles du médecin

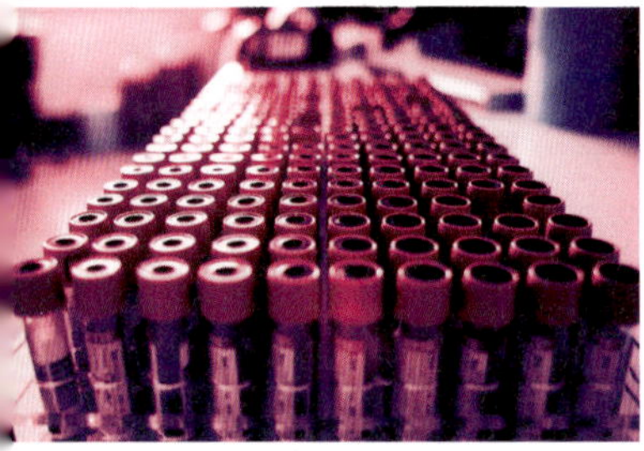

Diagnostiquer un SFC revient à éliminer les pathologies qui s'accompagnent d'une fatigue. D'où la nécessité de consulter un médecin et d'effectuer un bilan minimal.

Fatigue-symptôme d'une autre maladie ou fatigue-élément d'un SFC ? Pour le médecin consulté, qu'il soit généraliste en première intention ou spécialiste par la suite, rhumatologue ou médecin interniste, toute la question est là. Plus précisément, le médecin se doit de ne pas laisser évoluer sournoisement une pathologie grave, comme un cancer par exemple, dont l'une des premières manifestations peut être la fatigue, persuadé qu'il ne s'agit que d'un SFC. Le diagnostic de SFC s'établit par élimination ; d'où l'intérêt d'un bilan complet chez son médecin. Sauf exception, l'hospitalisation n'est pas utile.

Rechercher les éléments du SFC

Certes, consulter son médecin en arguant d'une fatigue chronique depuis 6 mois sans raison apparente va automatiquement l'orienter vers la possibilité d'un SFC. Il va devoir vous interroger afin de retrouver les deux critères majeurs du SFC (*lire page 26*) et au moins 4 des 8 critères mineurs de la classification de Fukuda pour étayer son diagnostic. L'examen clinique va lui permettre de confirmer son hypothèse.

Être sûr qu'il ne s'agit pas d'autre chose

Le mode de vie peut permettre de retrouver les éléments qui vont orienter vers une origine « environnementale » de la fatigue, comme la consommation de tabac ou d'alcool, une alimentation déséquilibrée ou tout simplement une mauvaise récupération par manque de sommeil ou une activité professionnelle intense. Les traitements suivis peuvent également avoir une incidence sur un état de fatigue, comme les médicaments responsables d'une hypothyroïdie par exemple. Et même si tous les éléments du SFC sont présents, le médecin se doit de rechercher des symptômes propres à certaines maladies « fatigantes », comme une fièvre, un amaigrissement, des arthralgies (douleurs articulaires) ou encore des difficultés respiratoires. En effet, certains des 8 critères mineurs peuvent également être des symptômes de ces maladies, comme les céphalées présentes dans les tumeurs cérébrales, les arthralgies ou les myalgies qui caractérisent certaines maladies auto-immunes ou encore les ganglions douloureux que l'on peut retrouver dans certaines leucémies ou dans les infections.

Des examens complémentaires souvent nécessaires

Certains examens peuvent s'avérer nécessaires dans la démarche d'élimination d'une pathologie méconnue, comme une radiographie pulmonaire voire une échographie. Surtout, le médecin va demander une analyse sanguine qui peut comporter :

- **Une numération formule sanguine** (NFS) à la recherche d'une anémie par exemple ou d'une perturbation des globules blancs que l'on observe lors de certaines leucémies ;
- **Le dosage du fer** qui peut être responsable d'une anémie ;
- **Une vitesse de sedimentation** (VS) et la protéine C-réactive (CRP) à la recherche d'un syndrome inflammatoire ;
- **Les transaminases**, pour évaluer la fonction hépatique ;
- **Une créatininémie et un dosage de l'urée** pour évaluer la fonction rénale ;
- **Une calcémie**, le calcium intervenant dans le fonctionnement musculaire ;
- **Un ionogramme** (dosage des minéraux) car un manque ou un excès de potassium ou de sodium peut se traduire par une fatigue ;
- **Une glycémie à jeun**, le diabète pouvant s'annoncer par une grande fatigue ;
- **Une TSH** pour apprécier la fonction thyroïdienne ;
- **Une électrophorèse des protéines** car celles-ci peuvent être modifiées dans certaines pathologies.

Une anomalie n'exclut pas nécessairement un SFC même lorsqu'elle peut être rapportée à une origine médicale sans relation avec le SFC. Si besoin le bilan peut comporter des examens plus spécialisés comme le dosage du cortisol, la recherche d'anticorps viraux spécifiques ou d'autoanticorps ou bien des radiographies des sinus à la recherche d'un foyer infectieux sournois car silencieux.

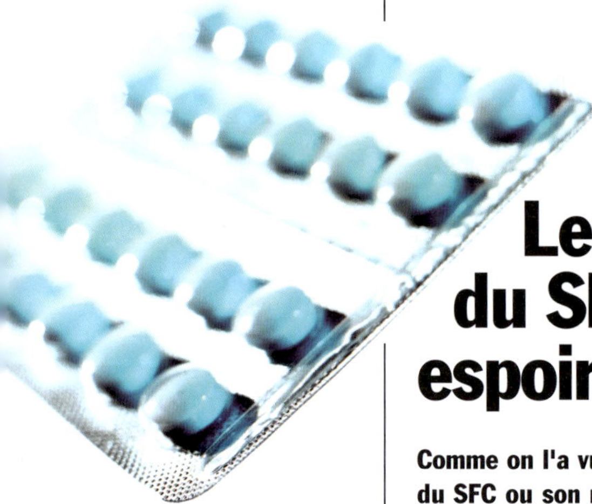

Les médicaments du SFC, entre espoirs et déceptions

Comme on l'a vu, le fait d'ignorer encore la cause exacte du SFC ou son mécanisme explique qu'il n'existe pas de traitement médicamenteux spécifique. D'où le nombre d'essais thérapeutiques engagés en fonction des origines. Bilan plus que mitigé.

Toutes les études en arrivent à la même conclusion : il n'existe pas de traitement miracle du SFC, qu'il soit spécifique ou simplement axé sur le symptôme le plus mal supporté, la fatigue ! Pourtant, c'est précisément ce qu'attendent les malades qui en souffrent : un médicament qui les guérirait définitivement de cette fatigue qui empoisonne leur vie. Cette absence de médicament doit être bien expliquée au malade qui doit comprendre que l'amélioration du SFC ne peut donc se produire qu'avec une adhésion entière à la prise en charge multidisciplinaire proposée. Examinons les différentes pistes thérapeutiques, entre espoirs et déceptions.

L'inefficacité relative des anti-infectieux

Depuis sa description initiale, de nombreux traitements anti-infectieux ont été essayés, en aveugle pour la plupart, ou pour certains, en fonction du germe incriminé. Ont donc été essayés des antibiotiques, lorsqu'une infection bactérienne était suspectée (rickettsioses, mycoplasmes, chlamydiae…), ou des antiviraux. Force est de reconnaître que si des améliorations discrètes ont parfois été observées sur les symptômes infectieux et même sur la fatigue, ces thérapeutiques n'ont pas vraiment eu l'effet escompté, à savoir une amélioration notable du SFC. De plus ces traitements s'accompagnent d'effets secondaires propres aux anti-infectieux. Toutefois, il importe de traiter une infection dans la mesure où cette dernière risque d'accentuer la fatigue.

Corriger les troubles hormonaux

Ainsi que nous l'avons vu précédemment, des troubles hormonaux apparaissent parfois lors d'un SFC. En effet, de nombreuses études concordantes font état d'un dysfonctionnement de l'axe hypothalamo-hypophyso-surrénalien. Chez certains, on constate même une baisse du cortisol sanguin. Des essais thérapeutiques ont donc été menés en prescrivant de l'hydrocortisone (une forme particulière de cortisol) à la dose de 10 mg/j. Les résultats ont été décevants en terme de bénéfices/risques (effets secondaires), même si une amélioration discrète a pu être constatée. Il en est de même de la DHEA et de l'hormone de croissance (GH) qui n'ont pas apporté le soulagement attendu.

Immunoglobulines et interféron

Cinq essais thérapeutiques utilisant des immunoglobulines (substances présentes dans le sérum sanguin constituant les anticorps et destinées à booster l'immunité) ont été pratiqués. Quatre s'avérèrent positifs. L'interféron s'est avéré décevant. Une autre molécule, l'Ampligen, est en cours d'étude. L'Ampligen est une forme d'ARN destinée à agir au niveau de l'enzyme ribonucléase-L (*lire page 38*). Elle permettrait de limiter l'attachement et la multiplication virale. Les premiers résultats ne paraissent guère encourageants même si on a pu constater une augmentation des capacités d'exercice, de cognition et de mémoire.

Deux voies thérapeutiques d'avenir

Utilisation des anti-TNF alpha. On sait que la production exagérée de TNF provoque la fatigue, comme lors de la polyarthrite rhumatoïde par exemple. La prescription d'anti-TNF pourrait peut-être améliorer l'état de fatigue. Une piste non encore suivie.

Consommation d'acides gras essentiels, de vitamines et d'acides aminés. Des essais sont en cours et semblent encourageants. Il est toutefois encore trop tôt pour recommander une supplémentation, sauf en cas de carence nutritionnelle reconnue, d'autant que les surdosages en vitamines (D et A) ne sont pas sans danger !

Dites stop à la dépression et aux douleurs !

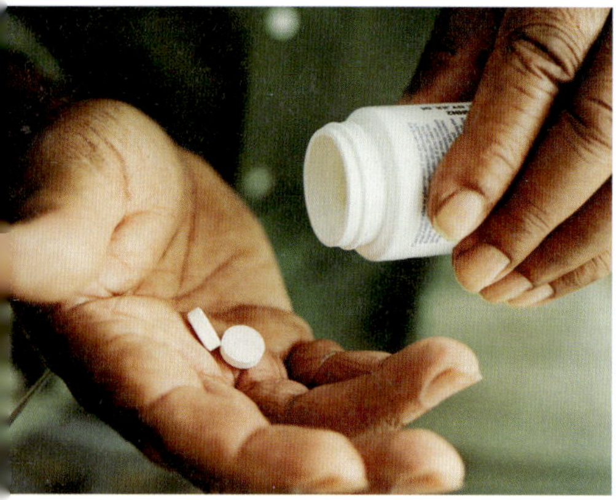

Il est important de prendre en charge la douleur, la dépression et, d'une façon générale, la dimension de souffrance psychique du malade afin d'améliorer sa qualité de vie et de diminuer le ressenti pénible de la maladie.

Si la fatigue est au premier plan dans les plaintes du patient, on ne doit pas oublier que les symptômes dits « mineurs » tels que les douleurs ou les troubles du sommeil, la dépression ou l'anxiété handicapent grandement le malade et risquent même de compliquer la prise en charge globale du SFC. D'où l'intérêt d'une prise en compte active et d'une prescription médicamenteuse adaptée et personnalisée. Les médicaments doivent être prescrits en fonction de l'intensité des symptômes en ne perdant pas de vue que pour certains d'entre eux un risque d'addiction existe.

Les antidépresseurs

Les antidépresseurs sont utiles mais doivent être manipulés avec prudence et à doses adaptées du fait d'un risque de fatigue lié à leur usage. S'ils peuvent lutter contre la dépression, ils n'agissent pas sur le SFC.

- Les antidépresseurs **inhibiteurs de la recapture de la sérotonine**, ou IRS, sont efficaces dans la dépression associée au SFC et paraissent mieux tolérés que les autres classes d'antidépresseurs.
- Les antidépresseurs **tricycliques** sont efficaces sur l'anxiété, les troubles du sommeil et bien entendu la dépression. Ils sont grevés d'effets indésirables gênants (bouche sèche, prise de poids, vision trouble) qui en limitent l'utilisation. Certains peuvent même être à l'origine d'une fatigue secondaire (hypotension, somnolence…).

- Les antidépresseurs dits **IMAO** sont peu utilisés et d'efficacité moyenne.

Soulager les douleurs avec les antalgiques

La pharmacopée ne manque pas pour soulager les douleurs articulaires, musculaires ou même pharyngées.

- Le **paracétamol** et **l'aspirine** permettent, à dose thérapeutique, de soulager d'une façon notable mais incomplète la plupart des douleurs du SFC avec des effets secondaires minimes. Des antécédents d'ulcère à l'estomac ou de syndrome hémorragique contre-indiquent toutefois l'aspirine.
- Les **opiacés** type codéine, tramadol ou morphine ont une action puissante, mais insuffisante toutefois, sur les douleurs du SFC. La nécessité d'augmenter les doses pour obtenir un net soulagement et leur caractère addictif les rendent difficiles à utiliser. En outre, certains d'entre eux peuvent induire une somnolence.
- Les **anti-inflammatoires non stéroïdiens** ont une action intéressante sur les douleurs mais leurs contre-indications, similaires à celles de l'aspirine, en limitent l'usage.

Lutter contre l'anxiété avec les benzodiazépines

Les benzodiazépines ont pour intérêt de calmer l'anxiété. À noter qu'elles provoquent une relaxation musculaire. Elles vont servir d'hypnotiques pour améliorer les troubles du sommeil, mais attention, elles peuvent perturber le sommeil profond réparateur. Étant donné le caractère addictif des benzodiazépines, elles doivent être prescrites avec prudence, d'autant qu'il existe un effet rebond des symptômes à l'arrêt du traitement.

Autres traitements possibles

Les antiépileptiques peuvent être utiles pour diminuer l'anxiété, la perte d'énergie et même les douleurs d'origine centrale. Ils sont grevés d'effets secondaires gênants voire « fatigants » et qui en limitent donc l'utilisation (tremblements, somnolence, état ébrieux…). Les amphétamines et autres psychostimulants sont déconseillés du fait de leur potentiel addictif et des effets secondaires qui peuvent en outre aggraver la fatigue (anorexie, insomnie, amaigrissement…).

Supprimez les foyers infectieux !

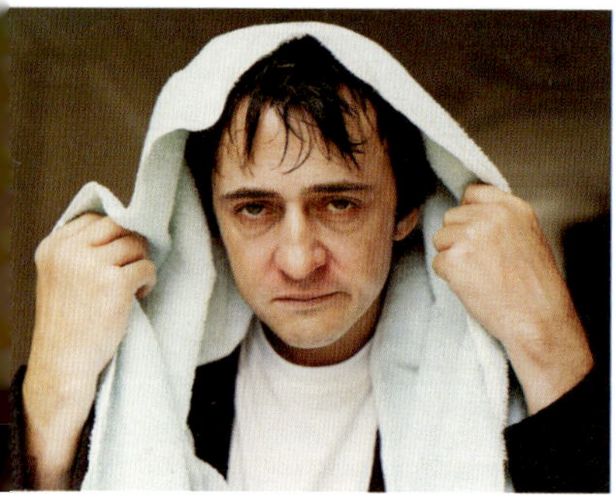

Des infections profondes peuvent entretenir les phénomènes de fatigue voire même être à l'origine de la survenue du SFC. D'où l'intérêt de les dépister pour les traiter.

On ne sait pas encore quelle est la part exacte de responsabilité des infections dans la survenue du SFC. Ce que l'on sait, c'est que le SFC survient souvent dans les suites d'une infection. C'est le fameux syndrome post-grippal constaté avant l'installation du SFC. De son côté, l'hyperréactivité aux antigènes de l'environnement, et principalement aux germes, entretiendrait le SFC. Enfin, les phénomènes inflammatoires propres aux infections vont provoquer la synthèse de cytokines, des substances « fatigantes ». Les germes ont donc probablement une part de responsabilité dans le syndrome mais on ne peut pas encore la définir avec précision. Voici de bonnes raisons d'éradiquer les foyers infectieux, profonds et latents, qui entretiennent la fatigue et peuvent provoquer une rechute lors de la prise en charge du SFC.

Êtes-vous candidat… aux candidas ?

Les infections fongiques, autrement dit les champignons, passent souvent inaperçues. Elles se manifestent parfois par des atteintes cutanées, buccales ou génitales. Mais dans de nombreux cas, il s'agit de foyers profonds, méconnus. C'est le cas des atteintes digestives ou gynécologiques par exemple. Le champignon le plus répandu est le *Candida albicans* dont la caractéristique est la récidive. Des traitements (ovules gynécologiques, suspension buvable, comprimés…) permettent de venir à bout de ces champignons indésirables au prix parfois d'une fatigue inaugurale due à la libération des antigènes situés sur la surface des levures.

À l'écoute de son corps

Soyez à l'écoute des signaux d'alerte que vous envoie votre organisme… et consultez le spécialiste concerné.

• Une douleur dentaire, qui peut cacher une carie, peut aussi correspondre à un abcès, un kyste apical ou une gingivite.

• Un écoulement gynécologique inhabituel chez une femme peut correspondre à un foyer infectieux profond, et notamment à une infection par *chlamydiae* dont on sait qu'ils sont en première ligne dans les phénomènes d'hyperréactivité.

• Un nez qui coule en permanence peut être le fait d'une sinusite chronique ou d'un polype nasal.

• Une fièvre, même modérée, est un bon signe d'infection.

• Une toux chronique peut être un signe de bronchite chronique.

• Une baisse de l'audition peut cacher une otite chronique.

• Palpez vos aires ganglionnaires (aisselles, aine, cou, sous la mâchoire...) à la recherche de petits ganglions qui peuvent être symptomatiques du SFC mais aussi de foyers infectieux.

Résistez aux germes

• Faites-vous faire un détartrage dentaire tous les six mois car la plaque dentaire est un nid de bactéries qui ne demandent pas mieux que de s'épanouir dans vos dents ou vos gencives.

• Lavez-vous les mains plusieurs fois par jour. Sachez que le rhume banal ne se transmet pas ou très peu par les éternuements (10 %) mais par le portage des germes sur les mains après s'être mouché... ou avoir serré la main d'un enrhumé.

Les aliments contre les germes

• Évitez la consommation de glucides raffinés (boissons sucrées, pâtisseries, sucreries, aliments à base de farine blanche...) qui favorisent la prolifération des candidas ainsi que les fromages fermentés (roquefort, bleus...) les fruits et végétaux abîmés qui abritent d'autres types de levures.

• Consommez des aliments dits « probiotiques » comme les laitages, riches en bifidobactéries (bifidus !) et en lactobacilles qui vont rééquilibrer la flore intestinale et limiter l'excès de candidas.

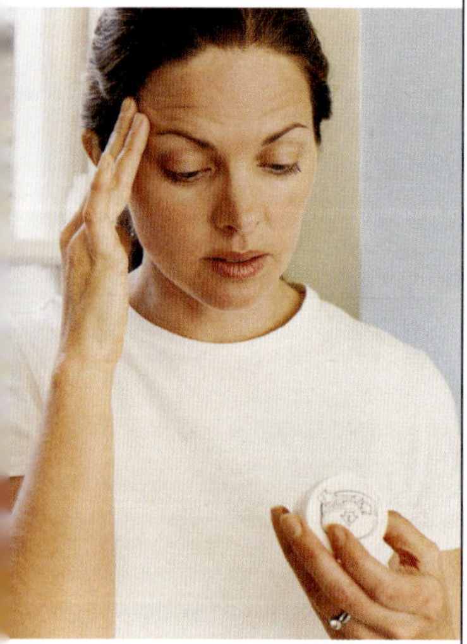

LA FIBROMYALGIE

Qu'est-ce que la fibromyalgie exactement ?

« Docteur, je suis toujours fatigué(e) et j'ai mal partout. De plus je dors mal, je manque de force et je me sens déprimé(e) ». Il n'en faut pas beaucoup plus à un médecin pour suspecter une fibromyalgie, une maladie qui associe une fatigue chronique et des douleurs diffuses et localisées, le symptôme majeur de la maladie.

C'est en 1990 que la première description officielle de la fibromyalgie a vu le jour. Cette maladie a été officiellement reconnue par l'OMS en 1993 ; une reconnaissance bien tardive pour une pathologie très ancienne. Jusqu'à cette date, et faute de preuve, nombre de fibromyalgiques étaient considérés comme des hypocondriaques, des tire-au-flanc, de purs dépressifs développant un syndrome douloureux réactionnel voire même comme des hystériques ! Une maladie située au carrefour de la rhumatologie, de la psychiatrie et de la neurologie aux conséquences parfois désastreuses : dépression bien souvent, divorce parfois, retrait social, arrêts maladie à répétition débouchant sur la perte de l'emploi, tentatives de suicide chez certains…

Malades imaginaires ?

Non ! Même si une dimension psychosomatique existe

probablement, la fibromyalgie n'est pas une maladie imaginaire ni un syndrome qui se résumerait à un simple regroupement de symptômes. Il s'agit d'une véritable entité pathologique à part entière qui fait des ravages puisqu'on estime entre 2 et 4 % la fréquence de la fibromyalgie dans la population française, comme dans toutes les autres populations d'ailleurs puisque la maladie existe au Moyen-Orient, en Afrique du Nord, en Asie et en Afrique noire. Elle représenterait 6 % des consultations de médecine générale et entre 10 et 20 % des consultations des rhumatologues. Le diagnostic de malades imaginaires a longtemps été le fait des médecins ignorant ou dénigrant l'existence même de cette maladie, par méconnaissance le plus souvent ou par impuissance parfois. En effet, la fibromyalgie peut paraître désespérante du fait de l'absence de thérapie médicamenteuse efficace et de la normalité des examens biologiques ou d'imageries trop souvent renouvelés. Tout cela est de nature à mettre le doute dans l'esprit des médecins cartésiens enclins à conclure un peu vite à l'absence de douleurs faute de cause ou d'origine identifiée.

Ou simples dépressifs ?

Il est vrai que nombre de malades souffrant de dépressions, masquées ou non, souffrent également de douleurs secondaires ! Il est également vrai que 70 % des fibromyalgiques ont vu leur maladie être précédée par un épisode dépressif et 30 % des fibromyalgiques au moins souffrent de dépression. Quand bien même, s'il existe de nombreuses passerelles physiopathologiques entre ces deux maladies, il n'en reste pas moins qu'il s'agit de deux affections différentes.

Un peu d'histoire

L'association douleurs-fatigue chronique et/ou épuisement est très ancienne puisque les médecins chinois la mentionnaient déjà. Avant d'être appelée fibromyalgie, cette pathologie reçut le nom de « Chronic Fatigue Syndrome », et ce dès 1934 aux États-Unis. Dans les années 1970 c'est le terme de « fibrosite » qui fut employé, puis de « polyenthésopathie » avant d'être remplacée par « SPID » (Syndrome Polyalgique Idiopathique Diffus). Ce dernier acronyme avait comme inconvénients de focaliser l'attention sur la caractéristique douloureuse seulement... et d'être incompréhensible par les patients. Au « SPID » s'est substitué le terme de « fibromyalgie » en 1976, proposé par le Dr Hench. Littéralement, « douleur des fibres musculaires » ; un terme plus facile à retenir, certes, mais qui réduit la maladie à sa seule expression douloureuse.

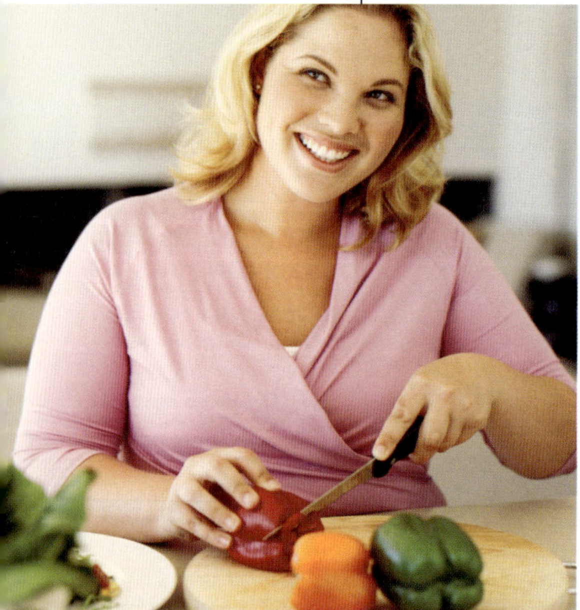

Une maladie féminine surtout

La fibromyalgie est essentiellement féminine puisqu'elle concerne environ huit femmes pour deux hommes. C'est une maladie polymorphe. À chaque malade correspond une forme de fibromyalgie particulière qui rend le diagnostic compliqué !

Les femmes jeunes en premère ligne

La composante génétique est probable puisque le risque de développer une fibromyalgie est multiplié par 8 chez les parents d'un patient fibromyalgique. La fibromyalgie touche 1,2 % à 6,2 % des enfants. Les femmes enceintes sont moins touchées que les autres. La fibromyalgie apparaît le plus souvent entre 25 et 55 ans (75 % des malades). Les symptômes et l'intensité sont très variables d'un individu à un autre, avec toutefois deux constantes : une fatigue et des douleurs, musculaires et osseuses, spontanées et retrouvées à la palpation de certains points. Des plaintes essentiellement subjectives donc et qui expliquent la difficulté du diagnostic et de la définition même de la fibromyalgie.

Des passerelles avec le syndrome de fatigue chronique…

Comme le SFC, l'existence de la fibromyalgie a longtemps été mise en doute. Environ 60 à 80 % des patients atteints d'un syndrome de fatigue chronique présentent

Les maladies qui ne sont pas une fibromyalgie

- Sciatique.
- Névralgie d'Arnold (douleur occipitale ou frontale, en casque).
- Dérangement vertébral mineur.
- Périarthrite d'épaule ou de hanche.
- Névralgie cervico-brachiale.
- Tendinite liée à une utilisation intensive (sport, travail, activité de loisir…) comme l'épicondylite (tennis-elbow) ou la tendinite de la patte d'oie au niveau du genou.
- Gonarthrose (arthrose du genou).
- Dorsalgie ou lombalgie isolée.

des symptômes de fibromyalgie, et notamment les douleurs. Pour autant, il s'agit de deux pathologies différentes qui disposent de nombreuses « passerelles symptomatiques » : fatigue, douleurs diffuses, troubles de la concentration, céphalées ou encore malaises. Toutefois, les ganglions constatés dans le SFC ainsi que le mal de gorge et l'état subfébrile n'existent pas habituellement dans le cadre d'une fibromyalgie.

Un diagnostic clinique uniquement

À l'heure actuelle le diagnostic de fibromyalgie est avant tout clinique : aucun examen biologique ou radiographique ne peut en faire la preuve. Il n'existe aucun « test de fibromyalgie ». Pratiqué de principe, le bilan ne sert qu'à éliminer d'autres maladies dont les symptômes pourraient simuler une fibromyalgie (hypothyroïdie, arthrose, myofasciite à macrophages, sclérose en plaque, rhumatisme inflammatoire, polyarthrite rhumatoïde, hépatite C, syndrome de Goujerot-Sjögren, médicaments hypocholestérolémiants…).

L'association à un syndrome métabolique

Une fois sur deux la fibromyalgie féminine est associée à un syndrome métabolique, un ensemble de signes qui regroupe des facteurs de risque cardiovasculaires (hypertension artérielle, indice de masse corporelle supérieur à 30, un tour de taille supérieur à 88 cm, un cholestérol HDL trop bas – inférieur à 0,5 g/l – des triglycérides supérieurs à 1,59 g/l et une glycémie à jeun à 1 g/l). Un syndrome qu'il faut prendre en charge du fait des risques encourus et qui collabore à la fatigue et aux douleurs.

Facteurs de risque

Certaines situations semblent exposer à un risque plus important de développer une fibromyalgie caractérisée :

- Une douleur localisée ou des douleurs diffuses préexistantes.
- Une douleur chronique depuis plus de 6 ans (migraine, céphalées, douleur cervicale…).
- Une sensation d'épuisement le matin et des fourmillements.
- Une hypermobilité articulaire.
- Un mal de dos chronique (lombaire surtout) depuis plus de 3 mois pouvant être le mode d'entrée dans la maladie.
- Le port d'implants mammaires en silicone.
- Les allergies alimentaires (dont les symptômes sont communs à la fibromyalgie).

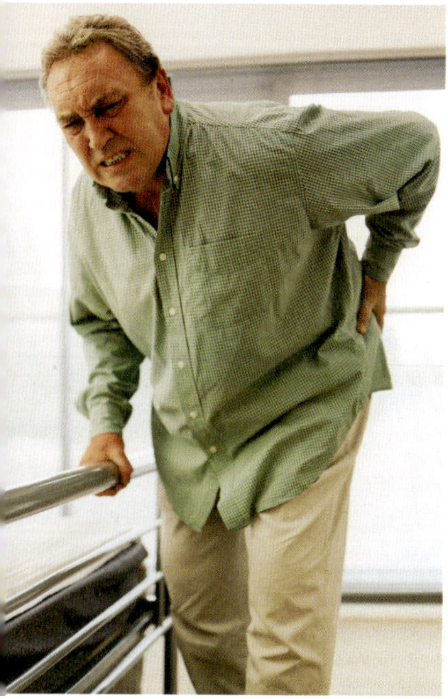

Une modification du seuil de la douleur

La fibromyalgie garde encore son mystère et son mécanisme exact demeure encore mal connu. Elle résulterait d'une anomalie du contrôle central de la douleur.

La fibromyalgie serait multifactorielle. En d'autres termes, cette affection n'aurait pas une mais plusieurs causes non encore élucidées totalement et qui s'associeraient le cas échéant pour déclencher la maladie. Comme on l'a vu, il existe un « chevauchement » des symptômes communs à d'autres pathologies. La tendance actuelle est de considérer la fibromyalgie comme un syndrome fonctionnel « somatosensoriel » comme le sont le syndrome du côlon irritable, le syndrome de Tietze ou encore les céphalées de tension. Plusieurs pistes intéressent les chercheurs. La découverte des mécanismes intimes de la fibromyalgie devrait permettre d'envisager un traitement médicamenteux adapté.

Une baisse du seuil de la douleur...

La plupart des spécialistes évoquent un dysfonctionnement du système de contrôle central de la douleur ou de sa modulation qui se manifesterait par une baisse du seuil de tolérance à la douleur : en d'autres termes, le fibromyalgique souffrirait plus qu'une personne indemne pour une stimulation de faible intensité et ce, même dans les zones non concernées par les 18 points douloureux. Les myalgies traduisent en effet une modification de la transmission et de la perception de la douleur. Les fibromyalgiques seraient en quelque sorte en « alerte sensorielle » en permanence, toute sensation interne non douloureuse dans l'absolu devenant pathologique, source d'anxiété et de douleur.

...qui va s'effectuer au niveau de la moelle épinière

C'est au niveau de la partie postérieure de la moelle épinière, appelée « corne postérieure », que la transmission des influx nociceptifs (douloureux) va être altérée. Les chercheurs pensent que la libération de certains acides aminés dits « excitateurs », comme le glutamate, va interférer avec des neuropeptides impliqués dans la douleur (*nerve growth factor*, substance P...). Cette interférence va stimuler de façon permanente les fibres nociceptives situées dans la corne postérieure de la moelle. Ces fibres vont alors envoyer un message « douleur » vers le cerveau (zone de l'amygdale cérébrale et de l'insula), comme si les organes innervés, en l'occurrence les muscles, les os et les tendons, étaient « agressés ». D'autres observations laissent à penser également que les fibres nerveuses provenant du cerveau et destinées à diminuer l'intensité des messages douloureux (les fibres inhibitrices) auraient une activité reduite, contribuant ainsi à l'exacerbation de la sensation douloureuse.

Les autres pistes

- Baisse du flux sanguin cérébral au niveau de régions particulières du cerveau dédiées à l'intégration des signaux douloureux, les « noyaux gris centraux » et le thalamus, comme l'a démontré l'Imagerie par résonance magnétique (IRM).
- Dysfonction douloureuse de l'articulation temporo-mandibulaire.
- Trouble du métabolisme de la mélatonine, l'hormone des rythmes physiologiques (mieux vaut continuer à l'appeler ainsi, comme nous l'avons fait dans le SFC, même si elle régule aussi le sommeil !).
- Carences hormonales diffuses (œstrogènes, DHEA, TSH...).
- Intoxication par des pesticides.
- Infections virales ou bactériennes.
- Intoxication par les conservateurs alimentaires.
- Susceptibilité génétique. Des chercheurs viennent récemment de retrouver une anomalie du gène dedié au transport de la sérotoninc.
- Anomalie des récepteurs NMDA impliqués dans la nociception (perception de la douleur).
- Anomalie des canaux potassiques.
- Perturbation du TNF alpha.
- Déséquilibre de la charpente osseuse à la suite d'une chute sur le coccyx, la mâchoire, la tête ou les épaules.
- Alimentation favorisant l'encrassement des tendons et des muscles, notamment l'intoxication par les métaux lourds présents entre autres dans l'eau du robinet et dans le tabac.

Sur la piste des neuromédiateurs

Si la baisse du seuil de la douleur ne fait guère de doute, de nombreux chercheurs estiment que la fibromyalgie pourrait être liée à un trouble de la régulation de la sérotonine.

La sérotonine...

Parmi toutes les hypothèses, la piste d'une perturbation de la sérotonine, et plus exactement d'un déficit, est très prisée par les chercheurs. Rappelons que la sérotonine est un neuromédiateur cérébral qui intervient sur la modulation de l'influx nerveux et sur le contrôle de la douleur. Elle intervient notamment au niveau des fibres descendantes inhibitrices de la douleur, dans la survenue de la dépression, dans les troubles du sommeil et surtout dans le syndrome du côlon irritable. Selon certains chercheurs les problèmes liés à la sérotonine naîtraient en effet dans l'intestin. Enfin, la sérotonine intervient sur l'activité de l'axe hormonal hypothalamo-hypophyso-corticosurrénalien. Ce déficit en sérotonine est observé dans le cerveau et le liquide céphalo-rachidien et on en recherche encore la cause exacte. Certains chercheurs avancent l'existence d'anticorps anti-sérotonine.

... et les autres

D'autres neuromédiateurs seraient mis en cause, comme par exemple la *calcitonine gene-related peptide*, le *nerve growth factor* mais aussi la dynorphine A et surtout la noradrénaline, deux neuromédiateurs synthétisés par le cerveau et impliqués dans le contrôle de la douleur. La noradrénaline intervient également sur le sommeil, la régulation neuro-endocrinienne, les fibres nerveuses inhibitrices descendantes et sur l'humeur.

L'hormone de croissance

Chez certaines femmes fibromyalgiques, un déficit de la production du médiateur de l'hormone de croissance a pu être mis en évidence (IGF-1). Ce déficit contribue à la baisse de l'hormone de croissance constatée dans la maladie et se manifesterait par des micro-lésions dans les muscles qui deviendraient donc douloureux. L'hormone de croissance est d'ailleurs parfois utilisée en traitement.

Un mauvais coup du stress ?

La fibromyalgie s'installe parfois après un stress important, qu'il s'agisse d'un traumatisme physique ou psychique (accident, choc affectif, intervention chirurgicale, interruption de grossesse, infection virale, froid...) voire même d'une maladie rhumatismale. En effet, certaines personnes deviennent fibromyalgiques après une maladie inflammatoire, même lorsque cette dernière a disparu. On parle alors de « fibromyalgie secondaire ». Dans une étude, 57 % des fibromyalgiques étaient dans un état de stress post-traumatique ! Mais il est difficile de savoir pour l'instant quel lien physiopathologique exact unit cette fibromyalgie réactionnelle au stress, même si l'on sait que le stress active le thalamus, une zone cérébrale impliquée dans le contrôle de la douleur. Des études évoquent une atténuation de la réponse au stress dans la fibromyalgie qui se manifeste notamment par une moindre élimination urinaire du cortisol, l'une des hormones du stress. Le stress, qui va modifier la composante émotionnelle de la douleur, va accentuer cette dernière ainsi que ses conséquences, comme le handicap fonctionnel par exemple. D'une certaine façon, le stressé devient hypersensible à la douleur.

Le rôle possible des cytokines

Les cytokines sont des médiateurs de l'inflammation. Or chez 30 % des fibromyalgiques, les taux de certaines d'entre elles (interleukine 6, interleukine 1 bêta...) sont élevés au voisinage des fibres nerveuses. Cette accumulation de substances inflammatoires pourrait déclencher les processus douloureux. Ces cytokines sont également incriminées dans le SFC, les troubles du sommeil ou encore les douleurs musculaires.

Les douleurs au premier plan

Des douleurs musculaires et articulaires, une fatigue, un manque de force... des symptômes toujours présents lors de la fibromyalgie et dont l'intensité varie d'un individu à l'autre.

Comme on l'a vu, les plaintes des malades fibromyalgiques sont subjectives, rendant le diagnostic difficile d'autant que les signes sont changeants chez un même patient d'un jour à l'autre et varient en intensité. La fibromyalgie apparaît de façon progressive, touchant un membre, puis l'autre, une partie du corps puis le côté opposé. Les signes du début ne sont pas spécifiques. Toute affection qui se manifeste par des douleurs peut passer pour une fibromyalgie. Difficile toutefois de rapporter une quelconque douleur isolée à une fibromyalgie, au début tout au moins.

Une association de signes

En 1990 l'*American College of Rheumatology* (ACA)* a publié la description de l'ensemble des signes et critères permettant de confirmer l'existence d'une fibromyalgie. Cette description fait toujours référence. Le diagnostic requiert la présence de douleurs chroniques musculaires, osseuses et tendineuses associées à une fatigue intense. Ce sont les signes principaux ou majeurs de la maladie. Toutefois, pour certains spécialistes, quelques points douloureux associés à d'autres symptômes « mineurs » de la maladie suffiraient à évoquer une fibromyalgie. Difficile donc de parler de fibromyalgie devant quelques douleurs articulaires isolées.

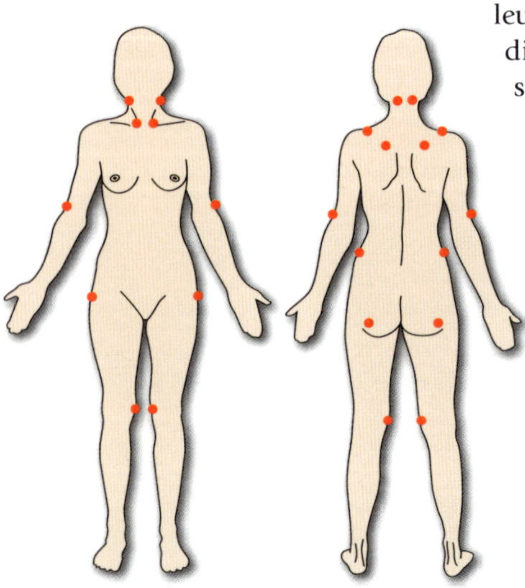

Des douleurs chroniques surtout...

Chez un fibromyalgique, ce sont les douleurs qui sont au premier plan (*voir schéma*). Fait important, il n'y a ni rougeur, ni cha-

**Collège américain de rhumatologie*

leur, ni déformation, ni signe inflammatoire. Pour parler de fibromyalgie, les symptômes douloureux doivent être présents depuis au moins trois mois. Trois types de douleurs cohabitent et caractérisent la fibromyalgie :

- Des **points douloureux**. L'ACA a recensé 18 points douloureux à la pression digitale (pression appliquée par le doigt, de 4 kg par cm^2 ce qui correspond grossièrement au doigt de l'examinateur qui devient blanc en appuyant) que l'on retrouve fréquemment chez les fibromyalgiques. Pour parler de fibromyalgie il faut retrouver au moins 11 points douloureux parmi ces 18 points possibles. Il s'agit de douleurs réparties sur l'ensemble du corps, au niveau de zones musculo-tendineuses bien précises, douloureuses spontanément ou non et correspondant à des insertions tendineuses ou musculaires (enthèses).
- Des **douleurs musculaires** et **osseuses** diffuses et spontanées, comme par exemple des lombalgies ou des douleurs au niveau du coccyx (coccygodynies) mais aussi des douleurs des membres. Les myalgies peuvent être accompagnées de brûlures ou de contractions musculaires douloureuses (sensation de muscles noués), notamment au niveau des muscles du cou (trapèze, sterno-cléido-mastoïdien…). Ces douleurs s'accentuent à l'effort, lors du surmenage, du stress, par temps humide ou froid (les douleurs s'atténuent au sec et au chaud).
- Une **hyperesthésie**, autrement dit une sensibilité cutanée exacerbée, même pour des stimulations normales qui ne déclenchent habituellement pas de douleur. Il existe également des anomalies sur la perception non douloureuse au chaud et au froid.

… associées à une fatigue intense

La fatigue intense exprimée par les fibromyalgiques est très handicapante et concerne 99 % des malades. Elle s'apparente plutôt à une fatigue musculaire, d'où l'impossibilité de faire des efforts qui requièrent un certain degré de force musculaire et une bonne condition physique. Il s'agit d'une fatigue chronique qui ne cède pas au repos, bien différente de la fatigue du dépressif qui est plutôt matinale et qui s'améliore par la suite.

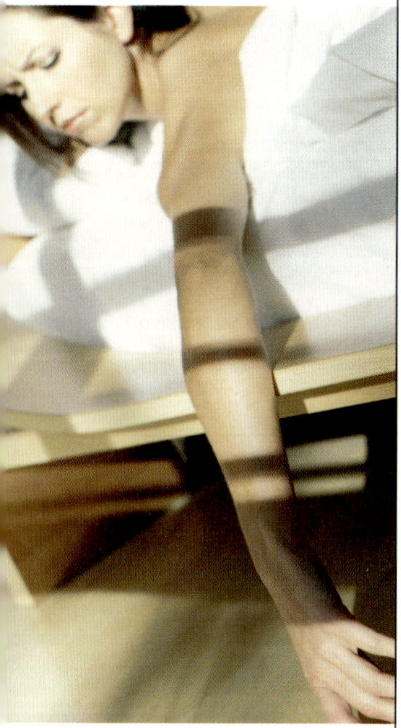

Quand les troubles du sommeil et la dépression guettent

Les troubles du sommeil et la dépression sont très fréquents dans la fibromyalgie dont ils vont accentuer le ressenti et la pénibilité.

Troubles du sommeil

Présents chez 80 à 90 % des fibromyalgiques, les troubles du sommeil augmentent le ressenti pénible de la maladie, précipitant certains patients vers la dépression. Il s'agit d'un sommeil entrecoupé de rêves et ponctué de réveils nocturnes multiples lors des phases de sommeil profond (sensation de « sommeil léger ») pendant lequel le cerveau va générer des ondes alpha qui sont normalement absentes à ce moment-là du sommeil puisqu'elles caractérisent l'état de veille. Il s'agit donc d'un sommeil qui n'est pas réparateur. Le réveil s'accompagne d'une raideur posturale et d'une fatigue intense chez la grande majorité des fibromyalgiques. L'insomnie totale est rare.

Dépression et anxiété

Parmi les fibromyalgiques, 30 % souffriraient de dépression et plus encore d'anxiété, les femmes étant les plus touchées. Chez l'homme l'anxiété fait plutôt place aux névroses obsessionnelles ou phobiques. Des études font même état de 90 % de fibromyalgiques dépressifs ! Ces pathologies résultent de nombreux facteurs parmi lesquels l'existence des douleurs et de la fatigue permanente. Ces deux circonstances favorisent l'apparition d'une dépression, comme d'ailleurs les troubles du métabolisme de la sérotonine et de la dopamine, deux neuromédiateurs incriminés dans la survenue de la fibromyalgie et qui peuvent déclencher des dépressions. Chez le fibromyalgique toutefois il n'y a pas de perte de l' « élan vital » constaté chez le dépressif « pur ».

Anomalies musculaires

Il n'y a pas d'inflammation des fibres musculaires dans la fibromyalgie. L'atteinte musculaire n'est pas à l'origine du cortège de symptômes observés. Selon certains chercheurs la fatigue musculaire, mais aussi les douleurs, pourraient être liées à un déficit en ATP (une molécule énergétique nécessaire au fonctionnement musculaire) au niveau des fibres musculaires (du fait d'une perturbation de la glycolyse qui permet de fournir de l'ATP grâce à la dégradation du glucose). De fait, certaines fibres sont atrophiées. Des chercheurs ont également retrouvé un épaississement des vaisseaux sanguins musculaires qui pourraient altérer la vascularisation des muscles à l'origine des douleurs. D'autres ont mis en évidence un déficit musculaire en magnésium et des modifications hormonales concourant à la fatigue et à la douleur. Ces anomalies n'ont toutefois pas de retentissement lors de la pratique d'une activité physique modérée.

Autres symptômes

Outre les manifestations majeures de la maladie, la fibromyalgie peut comporter d'autres signes ou s'associer avec d'autres situations pathologiques bien individualisées :

- Pertes de mémoire et troubles de la concentration (87 % des fibromyalgiques) dus la douleur.
- Céphalées et migraines (45 à 50 %).
- Douleurs thoraciques et palpitations.
- Hypertonie musculaire pendant le sommeil.
- Impatiences et crampes musculaires.
- Dystonie temporo-mandibulaire (ou SADAM).
- Gorge sèche.
- Acouphènes.
- Allergies subites et inexplicables.
- Livedo cutané.
- Vertiges.
- Hypotension et malaise lors des changements de position (d'allongé à debout).
- Extrémités froides (véritable syndrome de Raynaud parfois) ou doigts paraissant tuméfiés (30 %). Ce symptôme serait lié à l'élévation du taux d'endothéline 1, une substance vasoconstrictrice.
- Diarrhée et constipation.
- Douleurs et troubles coliques (colopathie fonctionnelle et syndrome du côlon irritable) ; 40 à 60 % des patients présentant un syndrome du côlon irritable présentent des symptômes de la fibromyalgie.
- Douleurs mictionnelles.
- Sudation accentuée.
- Fourmillements des extrémités.
- Bruxisme nocturne.
- Sommeil en position fœtale.

Les grands principes de la prise en charge d'une fibromyalgie

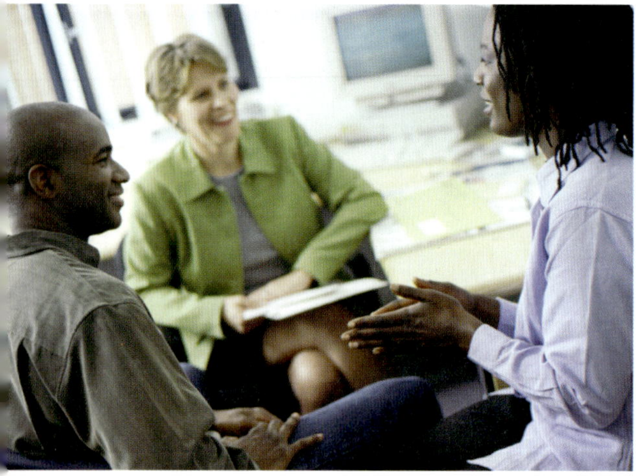

À défaut d'un traitement miracle, le traitement de la fibromyalgie ne se limite pas au seul soulagement de la douleur. Il s'agit d'une prise en charge pluridisciplinaire où l'information, la promotion d'une activité physique et la gestion du stress tiennent une place prépondérante.

Si le soulagement des douleurs constitue le souhait principal du fibromyalgique, le médecin, lui, va plutôt s'attacher à diminuer la gêne fonctionnelle, à améliorer la qualité de vie du patient et la reprise ou le maintien de ses activités quotidiennes ou professionnelles. En effet, la seule prise en charge de la douleur s'avère inefficace d'autant que les médicaments, à défaut de supprimer la douleur (ou rarement), l'atténuent. En d'autres termes, il n'existe pas de médicament de la fibromyalgie. Il faut accepter la maladie tout en adoptant des stratégies positives et réalistes pour y faire face.

S'informer et surtout se bouger...

Tous les spécialistes s'accordent sur un point : la prise en charge du fibromyalgique doit être personnalisée (chaque cas est particulier) et pluridisciplinaire. C'est la seule façon de stabiliser la maladie, d'améliorer les douleurs du patient et de lui redonner une qualité de vie qui soit acceptable, en agissant certes sur les douleurs mais aussi sur la dépression ou le sommeil. Cette prise en charge a pour but :

- d'informer le malade et son entourage. S'informer permet de faire face plus facilement et de refuser l'attitude fataliste ou la passivité qui accentue le ressenti douloureux de la maladie. En effet, la fibromyalgie est un véritable challenge. Comprendre sa maladie permet en outre de se déculpabiliser vis-à-vis de son entourage qui est trop enclin à mettre en avant la fragilité psychologique ou la dépression qui sont très fréquentes chez le fibromyalgique. L'autre intérêt de l'information c'est qu'elle permet la perception, par le patient, du degré d'empathie du médecin. L'empathie du médecin conditionne la confiance qui lui est accordée et par conséquent l'observance thérapeutique.

- et surtout d'encourager le malade à la pratique d'une activité physique qu'on appelle rééducation à l'effort. Celle-ci est douloureuse ou ressentie comme fatigante et éprouvante par le malade. Dans ce même ordre d'idée, il faut continuer de travailler dans la mesure où les douleurs le permettent encore.

... mais aussi déstresser...

Un autre aspect important de la prise en charge pluridisciplinaire de la maladie est la gestion du stress ou d'une dépression émergente, des pathologies fréquemment retrouvées chez les patients usés par leur combat quotidien contre la maladie ou par l'incompréhension de leurs proches. L'apparition du stress risque en effet d'entretenir les troubles. Cette prise en charge psychologique réclame la participation active du fibromyalgique. La thérapie consiste à distancier le patient de ses douleurs et de le « recentrer ». Les médecins utilisent des techniques telles que le biofeedback, la relaxation, la sophrologie ou encore la méditation.

... pour éviter l'aggravation

Les symptômes vont s'aggraver au fil du temps si rien n'est fait, sur des années, avec des périodes d'accalmie relative et des exacerbations dues aux circonstances de la vie. En effet, on ne guérit jamais vraiment de la fibromyalgie ; néanmoins, après 70 ans, les douleurs diminuent fortement. En revanche, on peut connaître des rémissions prolongées et une diminution des symptômes et notamment des douleurs. Le pronostic semble meilleur chez les patients plutôt jeunes, socialement bien insérés ainsi que chez ceux présentant peu de troubles du sommeil et peu de points douloureux.

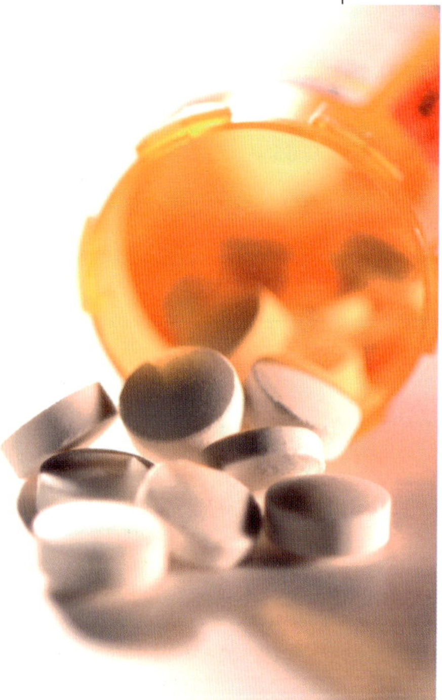

Choisissez le bon antalgique

Le médicament miracle qui agirait sur le processus physiopathologique de la fibromyalgie n'existe pas… encore ! La plupart des médicaments habituels permettent un soulagement modeste et temporaire des douleurs, des troubles du sommeil ou de la fatigue.

À eux seuls les traitements médicamenteux allopathiques ne permettent pas de guérir une fibromyalgie. Ils ne peuvent s'inscrire que dans le cadre de la prise en charge pluridisciplinaire de la maladie, sous prescription médicale, car l'automédication abusive et l'escalade thérapeutique sont fréquentes. La dépendance médicamenteuse et le bouleversement de l'architecture du sommeil en limitent l'usage. Ces traitements permettent toutefois d'améliorer à court ou moyen terme certains symptômes ou conséquences de la maladie comme les troubles du sommeil, le stress ou encore la dépression. En revanche la douleur résiste à la plupart des traitements.

Un complément par vitamines B

Les vitamines du groupe B associées le cas échéant à du magnésium, du calcium et de la vitamine C peuvent avoir une petite action sur la maladie. Il existe en effet des anomalies vitaminiques au cours de la fibromyalgie. Le traitement vitaminique doit être suivi pendant 6 à 8 semaines en plusieurs cures.

La place exacte des médicaments de la douleur

Les médicaments, qu'ils soient antalgiques (comme le paracétamol) ou anti-inflammatoires non stéroïdiens (AINS), demeurent un passage obligé pour un fibromyalgique en quête de soulagement. C'est surtout le cas au tout début de la maladie, avant que le diagnostic de la maladie ne soit posé, lorsque les douleurs paraissent isolées et d'allure rhumatismale. Ces médicaments ne soulagent qu'un petit nombre de patients et de façon limitée.

Parmi les antalgiques, seul le **tramadol** (Topalgic®) s'avère un peu plus efficace sur les douleurs et sur l'amélioration de la qualité de vie car son mode d'action paraît en effet adapté à la physiopathologie de la fibromyalgie. Le tramadol agit sur la sérotonine et sur les récepteurs de la morphine. Il ne permet toutefois pas de diminuer le nombre de points douloureux et ce traitement comporte des effets secondaires digestifs.

L'efficacité des **AINS** ou des **corticoïdes** laisserait à penser qu'il s'agit d'une maladie inflammatoire. Or nous savons que cela n'est pas le cas et les études montrent en effet que ces deux catégories de familles pharmacologiques n'ont guère plus d'effet que les médicaments placebo ! En outre, les infiltrations d'AINS sur les sites douloureux s'avèrent décevantes.

Les **myorelaxants** qu'on prescrit habituellement lors de douleurs musculaires ou de contractures (lombalgies) s'avéreraient doués d'une certaine efficacité en association avec les anti-inflammatoires et les antalgiques.

Les **morphiniques** traditionnellement prescrits pour des douleurs importantes s'avèrent inefficaces et non dénués d'effets secondaires.

La piste de l'hormone de croissance

Comme nous l'avons déjà vu, il existe un déficit en hormone de croissance chez certaines femmes fibromyalgiques. D'où la logique de la prescription de cette hormone qui s'avère efficace pour améliorer le sommeil et la douleur. Néanmoins, le coût et les effets secondaires de ce traitement (comme l'apparition d'un syndrome du canal carpien par exemple) en limitent l'utilisation.

N'abusez pas des psychotropes

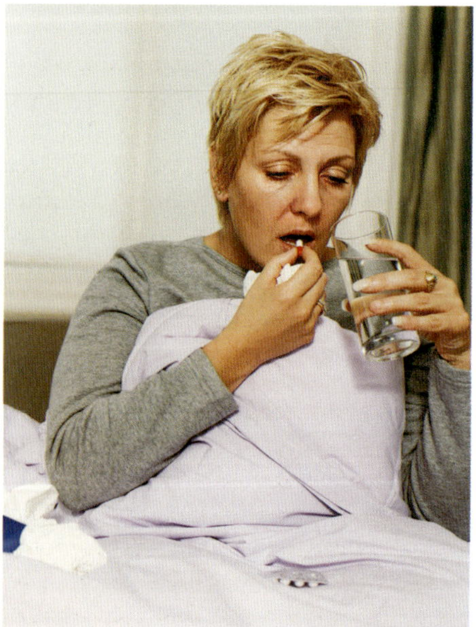

Certains antidépresseurs qui agissent sur la sérotonine s'avèrent efficaces dans le traitement allopathique de la fibromyalgie. Toutefois ils ne constituent pas une solution à long terme. Quant aux anxiolytiques, ils sont à utiliser avec prudence.

Des antidépresseurs classiques...

Les antidépresseurs tricycliques (type Laroxyl®) sont utilisés à long terme. Ils ont une action centrale au niveau cérébral. Selon une étude récente ils se montrent actifs non seulement sur la dépression, mais également et surtout sur le sommeil, la fatigue, le bien-être et la douleur, mais à doses plus élevées. L'état de 30 à 40 % des fibromyalgiques s'en trouve amélioré mais les effets s'amenuisent au fil des mois. Ces médicaments sont dotés d'effets secondaires qui les rendent difficiles d'utilisation. La prescription de vitamine B1 améliorerait leur tolérance. La prescription doit être personnalisée en fonction des symptômes présentés par le patient et leur intensité. Les médecins proposent un traitement de 3 mois à la dose de 10 à 25 mg/j à prendre en alternance avec d'autres médicaments.

... aux antidépresseurs sérotoninergiques

Certains antidépresseurs dits « non tricycliques », par opposition aux précédents, vont agir sur la sérotonine. Ce sont les antidépresseurs « sérotoninergiques ». Parmi eux, les inhibiteurs sélectifs de la recapture de la sérotonine (IRS) sont les plus efficaces. Ils vont inhiber la recapture de la sérotonine ainsi que de la noradrénaline libérées au niveau cérébral. Ces médicaments sont efficaces sur les douleurs, la fatigue et agissent également sur la qualité du sommeil et sur la dépression. Les plus utilisés sont la fluoxétine, le fameux Prozac® ou encore la paroxétine (Déroxat®). Mais les antidépresseurs sérotoninergiques nécessitent des doses plus élevées que lors de la dépression. Comme précédemment, l'effet a tendance à s'épuiser au fil du temps pour une majorité de malades. Seul un fibromyalgique sur quatre voit son état s'améliorer de façon prolongée.

Des anxiolytiques contre l'anxiété ou le stress

Les anxiolytiques, au premier rang desquels les anxiolytiques non benzodiazépiniques (type Atarax®), peuvent être institués afin de limiter l'anxiété, les bouffées d'angoisses ou les contractures musculaires. Il en est de même des bêtabloquants. En revanche, les benzodiazépines, qui ont une action réelle sur l'anxiété et les contractures musculaires, doivent être évitées car elles exposent à un risque d'accoutumance (risque de sevrage en cas d'arrêt du traitement), de somnolence, de troubles de la mémoire et de déstructuration du sommeil. En cas de stress important il est conseillé d'utiliser des bêtabloquants. Quant aux médicaments dits « hypnotiques » (zolpidem, zopiclone), ils n'ont pas les inconvénients des benzodiazépines. Ils améliorent le sommeil et s'avèrent utiles en cas d'insomnie due à une dépression ; en revanche ils n'agissent pas sur les douleurs.

D'autres traitements à l'étude

- Mélatonine qui va agir sur la fatigue, les douleurs et le sommeil.
- Antagonistes des récepteurs NMDA.
- Agonistes 5HT3.
- L-Carnitine.
- Agonistes de la dopamine.
- Anesthésiques locaux en injections sur les sites douloureux.
- Médicaments prescrits dans certaines affections neurologiques : syndrome des jambes sans repos, syndrome des apnées du sommeil, épilepsie.

LE PROGRAMME ANTIFATIGUE ET ANTIDOULEUR

Changez votre vision du SFC !

En l'absence d'un traitement spécifique l'amélioration du SFC n'est possible pour l'instant qu'avec les thérapies cognitivo-comportementales qui permettent de changer la vision de la maladie afin de mieux lui résister.

Le plus difficile pour le malade est peut-être de faire le deuil d'un traitement miracle qui réglerait tous ses problèmes de fatigue, de douleurs et autres symptômes mineurs. Il va devoir se reconstruire au travers des différentes consultations. D'une certaine façon la reconnaissance de la maladie par les soignants joue un rôle thérapeutique majeur et constitue un grand pas vers une possible amélioration. Toutes les études montrent bien que la prise en charge psychothérapeutique est essentielle dans la gestion de la fatigue. En d'autres termes, sans elle, il n'y a pas d'amélioration possible.

En quoi consistent les thérapies cognitives et comportementales ?

Le principe des thérapies cognitives et comportementales est basé sur l'hypothèse qu'au fil des mois et des années d'évolution du SFC, et quels que soient ses mécanismes intimes, la conviction qu'il s'agit d'une maladie uniquement somatique et le comportement de résignation du malade (inactivité) vont influer sur la persistance de la fatigue. En clair le psychisme joue un rôle d'entretien. Ces thérapies comportent des entretiens réguliers avec des psychothérapeutes et durent plusieurs mois au cours desquels le malade apprend à accepter sa maladie dans toutes ses dimensions (corporelles, douloureuses, affectives, sociales, familiales ou encore professionnelles). Les thérapeutes doivent expliquer le SFC, ce que l'on sait et ce que l'on ne sait pas. Chaque symptôme doit être replacé dans le cadre d'un diagnostic du SFC car il n'y a pas de test de dépistage.

Engager une dynamique positive

Le malade doit admettre qu'il ne souffre pas d'une pathologie organique grave telle qu'un cancer par exemple et qu'il n'existe pas encore de traitement. Il doit comprendre que l'inactivité physique est source de fatigue et que par conséquent la reprise d'une activité physique modérée, même si elle est redoutée parce qu'elle génère de la fatigue et une accentuation des douleurs, va quand même améliorer son état général en reconditionnant ses muscles. Les thérapies doivent aussi déculpabiliser le malade vis-à-vis de son entourage qui doute souvent de la véracité du SFC. Elles permettent également de faire cesser le comportement d'évitement des activités et des situations potentiellement fatigantes car cette attitude aggrave la fatigue.

Les bienfaits constatés

Toutes les études le montrent : la prise en charge psychothérapeutique permet d'accepter le programme de réentraînement à l'effort et donc d'améliorer son état, au prix d'une augmentation transitoire des symptômes au tout début. De façon significative, le bénéfice des thérapies cognitives et comportementales porte aussi sur le sommeil, qu'elles améliorent, la fatigue, l'humeur et le handicap physique général, le malade retrouvant un niveau d'activité supérieur. À noter que le coaching téléphonique seul ne semble pas suffisant.

Une longue quête de reconnaissance

Lors d'un premier contact avec un psychothérapeute le malade apparaît souvent au bout du rouleau, comme vidé par la fatigue et les douleurs mais aussi par l'incompréhension de l'entourage ou du médecin. En effet, on ne mesure pas la débauche d'énergie du malade pour convaincre de la réalité de cette souffrance invisible qui dure depuis de si longs mois, voire de nombreuses années pour certains. Cette interminable quête de la reconnaissance de sa pathologie va s'avérer fatigante, elle aussi, et va contribuer à la lassitude du malade ainsi qu'à son repli.

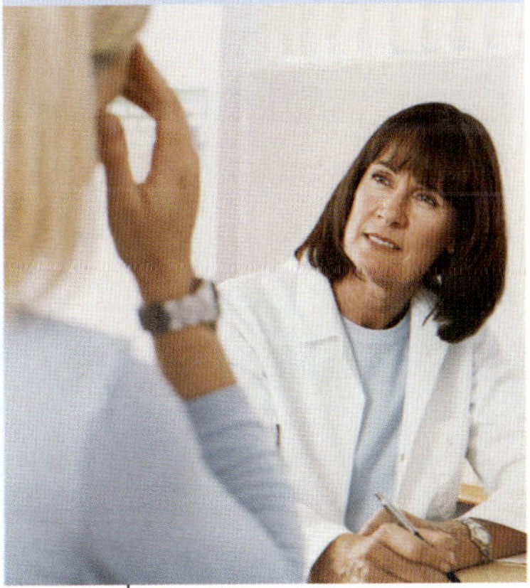

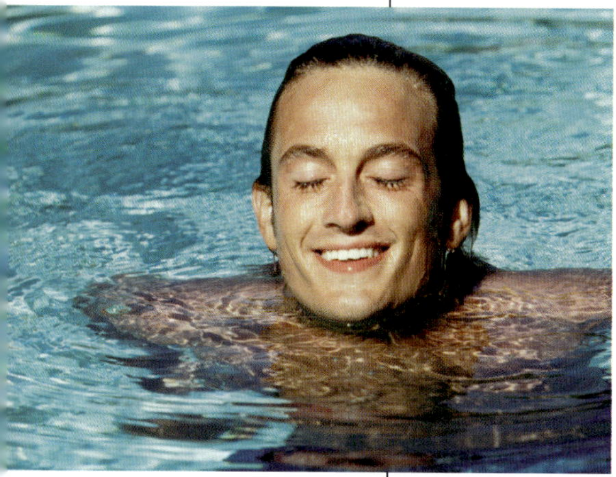

Les bienfaits de l'activité physique

Les personnes atteintes de SFC ou de fibromyalgie sont face à un paradoxe : le sport fatigue et l'absence de sport... fatigue encore plus ! Vous l'aurez déjà compris, la pratique d'un sport est bénéfique dans les deux pathologies. Explications.

Qu'on souffre d'un SFC ou d'une fibromyalgie, il n'y a pas d'amélioration possible sans la pratique d'une activité physique, même modérée, bien que paradoxalement elle s'avère très douloureuse et/ou trop fatigante pour le malade. Le sport est donc un axe de traitement essentiel : pour calmer ses douleurs et diminuer sa fatigue le fatigué chronique ou le fibromyalgique vont devoir reprendre une activité physique. Comme on l'a vu, l'effort répété améliore la qualité de la récupération en augmentant la résistance ultérieure pour des efforts plus intenses et permet, du fait d'une meilleure oxygénation et d'une meilleure vascularisation, d'éliminer les toxines produites par l'effort. Ces efforts vont également accroître les capacités cardio-respiratoires... et donc l'oxygénation tissulaire ! Enfin, l'activité physique permet de dominer la douleur en créant une diversion, une prise de distance en ne focalisant plus son attention sur elle. Les douleurs vont diminuer et la fatigue va s'estomper.

Le cercle vicieux de l'inactivité

Les autres effets positifs

- Augmentation de la production d'endorphines (des analogues naturels de la morphine) qui vont calmer les douleurs et provoquer une sensation de plénitude.
- Régulation du taux de sérotonine.
- Meilleur contrôle du système nerveux sympathique.
- Régulation du sommeil via la sécrétion de mélatonine.

L'inactivité physique liée à la résignation du malade face à sa fatigue et à ses douleurs va provoquer un désentraînement musculaire, un véritable déconditionnement qui va diminuer la tolérance à l'exercice physique, sans parler des efforts plus intenses qui, bien que modérés, restent impossibles dans un premier temps. Cette inactivité a également comme conséquence de renforcer la conviction du malade que sa maladie est somatique, autrement dit qu'il n'a aucune part de responsabilité. S'engage alors un cercle vicieux de fatigue, d'anxiété voire de dépression… qu'un reconditionnement musculaire va venir interrompre !

Augmentation de la masse musculaire

Le sport et l'activité physique en général vont provoquer la synthèse de substances qui vont se conduire comme une forme d'hormone de croissance et vont donc favoriser la croissance musculaire. Ainsi, la masse musculaire s'accroît et rend le muscle plus fort qu'auparavant.

A contrario, la sédentarité induit une perte de la masse musculaire, ou amyotrophie, qui va rendre d'autant plus difficile la pratique d'un sport et engendrer l'apparition précoce de la fatigue. Ceci est renforcé par la baisse de stimulation quotidienne des mécanismes d'élimination des toxines, du fait des douleurs. Ces mécanismes peuvent donc s'avérer insuffisants ce qui accroît d'autant plus la fatigue lors des premières séances.

Essayez la kinésithérapie

La kinésithérapie peut donner des résultats ponctuels, qu'il s'agisse d'un SFC ou d'une fibromyalgie. Une quinzaine de massages en douceur à visée de décontraction au niveau des muscles du rachis dorsolombaire et des trapèzes, la mobilisation douce du rachis et des séances pour rééduquer la sensibilité profonde (proprioceptivité) semblent efficaces. Les spécialistes recommandent notamment la pratique des étirements selon la méthode dite de « Mézières ».

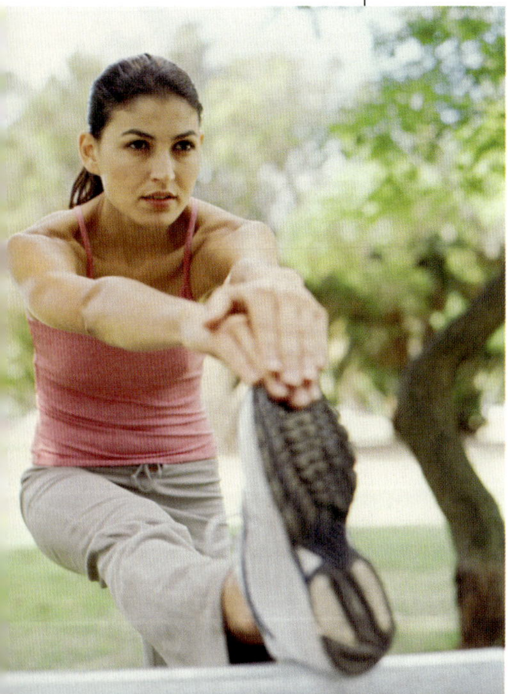

Sportez-vous mieux !

Avoir une activité physique ou sportive régulière permet d'améliorer son état. Ce réentraînement musculaire doit être progressif et personnalisé.

« J'ai trop mal aux muscles. En outre, dès que je fais un effort, je suis épuisé. Je ne peux plus travailler ». Environ 80 à 90 % des fibromyalgiques ne pratiquent aucune activité. Le fatigué chronique ou le fibromyalgique voit souvent son périmètre de vie sociale, professionnelle et même familiale se réduire du fait des douleurs et de cette fatigue musculaire. Cannes anglaises, fauteuil, aide d'un tiers... l'activité physique quotidienne va se réduire comme une peau de chagrin, d'autant que comme on l'a vu le malade est persuadé que l'effort est nocif puisqu'il génère les symptômes. Or, il s'agit d'un véritable cercle vicieux dont il faut sortir car moins un muscle est entraîné, plus il va souffrir, se fatiguer et ce pour des activités modérées, même en l'absence de

Étirements et échauffements

Du fait de l'inactivité, les muscles et leurs tendons se sont progressivement rétractés et ont perdu leur élasticité naturelle. Soumis à une tension brutale ou inhabituelle représentée par le sport, ils risquent de souffrir voire de se blesser (claquage musculaire, tendinite, microrupture tendineuse...), d'où l'intérêt des étirements et de l'échauffement qui vont permettre de les préparer en douceur à l'effort. Ne lésinez pas sur les étirements avant de vous lancer dans votre activité sportive, ils sont dotés d'une action défatigante.

fatigue et de douleurs chroniques. Il s'agit d'un véritable déconditionnement musculaire, d'une désadaptation qui peut se solder par une invalidité totale. Pour améliorer sa qualité de vie, le malade va devoir se rééduquer à l'effort. À titre d'exemple, chez le fibromyalgique, les premiers résultats se font sentir après 10 semaines d'entraînement et sont manifestes après 5 mois.

Des sports d'endurance

Il faut privilégier les sports d'endurance tels que la marche rapide sur une distance de 1 km par exemple, la gymnastique douce, le vélo ou encore la natation. Dans un premier temps, de tels efforts pratiqués en endurance vont améliorer la vascularisation sanguine. Pourquoi ne pas s'inscrire dans une salle de sport qui permet de varier les sports (tapis roulant, vélo home-trainer, gymnastique, stretching...) ? On peut aussi pratiquer de la musculation douce afin de réhabituer son corps aux efforts d'intensité graduée.

Écoutez votre corps... mais pas trop !

Les perceptions corporelles du malade doivent être respectées autant que possibles. Il faut éviter d'imposer des efforts physiques trop importants qui pourraient contribuer à accentuer l'épuisement ou des périodes de saturation ou de surcharge. L'intensité des activités doit donc être personnalisée en fonction du ressenti du malade. Les objectifs doivent être réalistes et la charge d'entraînement, progressive. Les efforts doivent être effectués sans essoufflement ce qui garantit un effort en aérobie, autrement dit en endurance.

Quelques précautions

Au tout début, des séances de 2 à 5 minutes matin et soir sont suffisantes. Augmentez la durée des séances d'une à deux minutes par jour. Par la suite, effets bénéfiques de l'entraînement oblige, des séances de 45 minutes, deux à trois fois par semaine seront suffisantes.

Accordez-vous des périodes de récupération assez longues et privilégiez la qualité du sommeil car c'est lors de la période du sommeil profond que s'effectue la récupération musculaire.

Faites des pauses fréquentes dans une même séance (15 à 30 secondes).
Évitez de travailler les jambes et les bras lors de la même séance.

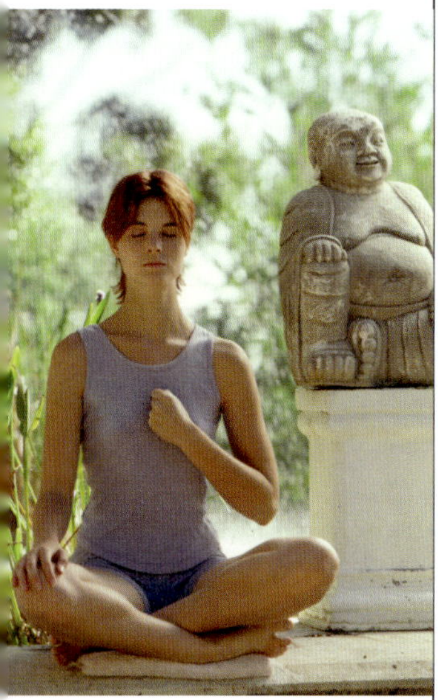

Relaxez-vous !

Balnéothérapie, relaxation et médecines douces vont permettre de diminuer la tension psychique liée au stress de la maladie et s'avèrent donc être des alliés précieux pour les personnes atteintes de fibromyalgie ou de SFC.

La relaxation est d'une efficacité remarquable dans la fibromyalgie. Qu'il s'agisse du training autogène de Schultz, du biofeedback, des techniques orientales (yoga, tai-chi, qi gong…) ou de la sophrologie, la relaxation permet de diminuer l'hyperréactivité liée au stress mais aussi l'anxiété et les tensions musculaires induites par les douleurs. La relaxation améliore également les troubles du sommeil. Elle agit directement sur les fonctions végétatives (contrôle neurologique cardiaque, pulmonaire etc.) et sur le contrôle de la douleur.

Cures thermales ou thalassothérapie

L'eau chaude est bénéfique sur les douleurs car la chaleur locale permettrait une meilleure dilatation artérielle au niveau tendineux et musculaire ce qui va améliorer l'oxygénation et l'élimination des toxines telles que l'acide lactique qui est responsable des crampes et de la fatigue. À l'instar de la fièvre, cette augmentation de la température pourrait aussi avoir comme conséquence d'inhiber la croissance de certains germes incriminés dans le SFC comme les *chlamydiae* et les mycoplasmes. Selon une étude néerlandaise, l'association de séances de thalassothérapie et de balnéothérapie, à raison de 10 séances de 20 minutes, et d'une activité sportive permet de diminuer les symptômes de la fibromyalgie, et ce dans les 3 à 6 mois qui suivent. Cette association fructueuse diminuerait la fatigue, les douleurs et le handicap fonctionnel. Les effets bénéfiques semblent toutefois s'atténuer au fil du temps.

L'apport des médecines douces

Selon un sondage récent, 85 % des fibromyalgiques auraient recours aux médecines douces ! Rien d'étonnant puisque la médecine allopathique s'avère bien trop souvent inefficace pour soulager les douleurs.

L'ostéopathie soulage certains malades. Malheureusement les douleurs se manifestent à nouveau par la suite.

L'acupuncture ne semble guère efficace sur la composante douloureuse si l'on en croit le résultat des derniers essais thérapeutiques. Cependant d'autres observations sont contradictoires. En effet, selon une autre étude, un quart environ des fibromyalgiques ont observé une diminution des points douloureux, de la dépression et de la raideur matinale après 16 semaines.

L'acupression (pression prolongée en un point), qu'il s'agisse du *shiatsu* ou du *do in*, est déconseillée du fait de l'exacerbation des douleurs.

L'homéopathie à forte dilution (15 CH à 30 CH) peut apporter un soulagement après 3 mois de traitement. Selon une étude britannique la prise de *Rhus toxicodendron* diminuerait le nombre de points douloureux. Associé à *Arnica montana* il conviendrait particulièrement aux femmes fatiguées mais encore actives et peu anxio-dépressives. *Ignatia amara* et *Lachesis mutus* seraient indiqués en cas d'anxiété et de dépression.

Laser

Selon une étude yougoslave l'utilisation d'un laser à faible énergie sur les points douloureux serait efficace. Les points deviennent moins douloureux voire disparaissent. Autre conséquence : sous l'effet du laser on constate moins de troubles du sommeil. Ce traitement reste encore à l'étude.

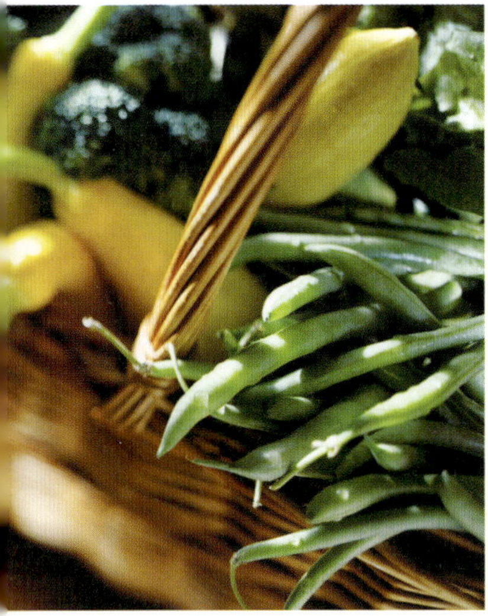

Mangez malin !

Si l'alimentation à elle seule n'est pas suffisante pour guérir du SFC ou de la fibromyalgie, elle permet en revanche d'améliorer certains symptômes.

Il n'y a pas d'amélioration possible d'une fibromyalgie ou d'un SFC sans une alimentation équilibrée, riche en certains nutriments. Selon une étude effectuée auprès de 30 fibromyalgiques, l'alimentation aurait amélioré l'état de près de la moitié d'entre eux !

Sur la piste des légumes

Privilégiez une alimentation à base de végétaux crus, de légumes, de produits non traités, de graines, de noix, de carottes et de céréales. Cette alimentation va contribuer à faire perdre l'excès de poids qui accentue les douleurs et donc à améliorer les capacités générales ainsi qu'à régulariser le transit en cas de colopathie fonctionnelle.

Faites une cure de magnésium...

Selon l'étude SU.VI.MAX conduite en France sur 5 000 personnes, 77 % des femmes et 72 % des hommes ont des apports en magnésium inférieurs aux apports quotidiens recommandés. Or la carence en magnésium accentue la fatigue musculaire et rend plus sensible à la douleur. D'ailleurs, de nombreux fibromyalgiques souffrent d'un déficit en magnésium intramusculaire.
Où le trouver ? Dans les eaux minérales (Badoit, Contrex, Hépar...), les crustacés, les poissons gras, les céréales complètes, les fruits secs oléagineux (noix de cajou, noix, noisettes, amandes...) et le soja.

... de potassium

Le potassium est indispensable au bon fonctionnement de nos cellules. Il régule la teneur en eau de l'organisme, la conduction nerveuse et il contrôle la contraction musculaire. Une

étude a montré que les personnes souffrant de SFC ont une concentration corporelle totale en potassium nettement inférieure (jusqu'à 10 %) à celle des personnes qui sont en pleine forme. D'après ces chercheurs, en rétablissant le statut en potassium on améliore le niveau d'énergie des malades.
Où le trouver ? Dans tous les produits végétaux, légumes et fruits secs en particulier. À noter qu'il existe en pharmacie des compléments alimentaires de bicarbonate de potassium.

… mais aussi de zinc !

Le SFC s'accompagnerait d'un taux sanguin en zinc inférieur à la normale, conséquence du stress oxydatif subi par les malades et de l'inflammation, lorsqu'elle existe. C'est ce qui ressort d'une récente étude belge.
Où le trouver : dans les huîtres (16 mg/100 g), le foie de veau ou de porc (9 mg/100 g) les germes de blé (7 mg/100 g), le pain complet (5 mg/100 g), les flocons d'avoine, le soja (3 mg/100 g). Gare à l'alcool et aux diurétiques qui accentuent le déficit.

Vitaminez-vous la vie !

Consommez des fruits (kiwis, agrumes, cassis) et du persil qui sont d'excellentes sources de vitamine C, la vitamine défatigante par excellence !
Mangez du poisson, de la viande (modérément), des fruits secs et des légumes verts ou secs pour le fer afin d'éviter un déficit, synonyme d'anémie.
Consommez des produits laitiers, des betteraves rouges, des légumes verts, de la levure de bière ou des germes de blé riches en vitamines B qui contribue au bon fonctionnement cérébra.

Et n'oubliez pas non plus

De boire beaucoup car la déshydratation fatigue l'organisme.

D'éviter les aliments allergisants connus ou « exotiques » que vous ne connaissez pas.

De prendre un peu de café, mais pas trop. Une tasse contient en moyenne entre 60 et 100 mg de caféine ce qui va donner un peu de tonus à l'organisme.

De consommer des féculents d'index glycémique bas (pâtes, pain complet…) qui apportent de l'énergie.

De consommer suffisamment de protéines (viandes, œufs, poissons…) afin d'éviter la fatigue musculaire en cas de manque.

D'éviter d'abuser du thé, du café, des sodas, des sucres raffinés, de la charcuterie et d'une alimentation acide qui peuvent générer des douleurs musculaires et une fatigue.

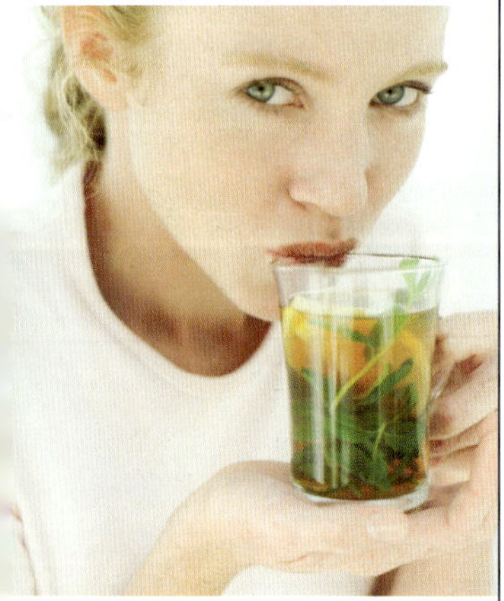

Le sommeil, l'antidote contre la fatigue

Le sommeil est à la base du traitement de la fatigue. Il n'est pas de lutte efficace contre la fatigue, même chronique, sans un sommeil récupérateur.

Comme on l'a vu, les phases de sommeil profond sont pauvres dans le SFC et la fibromyalgie. Rappelons que les phases de sommeil profond s'effectuent lors de la première phase du sommeil, appelée phase lente. C'est pourtant pendant les phases de sommeil profond, et notamment les toutes premières de la nuit, que l'organisme récupère le mieux en permettant aux muscles, bien relâchés, de recharger leurs batteries et d'épurer les toxines accumulées dans la journée, et au cerveau de reconstituer son stock de neuromédiateurs. Ces deux paramètres vont influer sur le seuil de fatigabilité musculaire et nerveuse. C'est aussi pendant cette phase et dans les premiers cycles du sommeil que va être synthétisée l'hormone de croissance, si importante pour la croissance musculaire et garante d'une meilleure résistance aux efforts. Insuffisant en qualité ou en quantité ou encore ponctué de microréveils pour cause de ronflements, le sommeil ne peut assurer une bonne récupération.

Attention aux somnifères

Recommandés dans certaines circonstances très particulières, comme les troubles du sommeil liés au stress ou à une dépression, les somnifères ne peuvent être conseillés sur une longue période. Certains d'entre eux peuvent entraîner des phénomènes de dépendance, comme les anxiolytiques, ainsi qu'une somnolence diurne.

Pour bien dormir...

- N'hésitez pas à consommer des tisanes aux vertus apaisantes : valériane, camomille, passiflore, verveine, aubépine.

- Buvez un verre de lait chaud pour mieux trouver le sommeil. Le lait contient du tryptophane, précurseur de la sérotonine et du calcium, un myorelaxant.

- Couchez-vous à heure fixe si possible. Pour régler votre heure de coucher rien ne vaut… un réveil à heure fixe ! En effet, un changement d'horaire peut aggraver les symptômes.

- Fiez-vous aux bâillements, des bons indices d'endormissement.

- Pratiquez des « rites d'endormissement » (comptage des moutons !)

- Ne manquez pas le train du sommeil, autrement dit l'endormissement… car il ne se représentera à vous que 1 heure 30 plus tard, cycle complet du sommeil oblige.

- Ne vous laissez pas envahir par l'anxiété : faites des exercices de relaxation ou de visualisation mentale lorsqu'elle survient. Levez-vous et pratiquez une activité dérivative comme la lecture.

- Faites du sport dans la journée. Pratiqué de façon modérée le sport est un bon somnifère !

- Réglez la température de la chambre autour de 18 °C, une température idéale pour trouver l'endormissement et ne pas se réveiller en pleine nuit.

- Couvrez bien vos extrémités (et le reste du corps) car la baisse de la température nocturne peut les raviver en provoquant une vasoconstriction des petites artères périphériques… qui est responsable de micro-réveils ou d'un réveil précoce.

Les ennemis du sommeil

• Les repas trop riches en graisse le soir, responsables d'éveils nocturnes et de palpitations désagréables.

• Les excitants avant le coucher comme le thé, le café ou encore les sodas au cola, riches en caféine.

• L'alcool qui, s'il facilite l'endormissement, est responsable d'éveils nocturnes et de troubles du sommeil profond.

• Les activités physiques trop intenses en fin d'après midi qui risquent de perturber l'endormissement.

• La faim. Ne vous couchez pas le ventre vide.

• La cigarette moins de cinq heures avant le coucher.

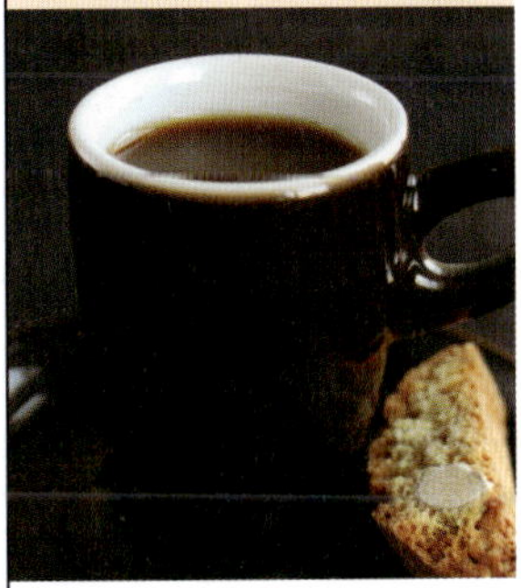

Régularisez votre sommeil avec les plantes

Les plantes demeurent un excellent moyen pour améliorer le sommeil. Elles procurent également un état de bien-être favorable à une meilleure résistance. Sous forme d'infusion ou de gélules la phytothérapie constitue une aide précieuse. Ne vous en privez pas.

Comme nous l'avons vu précédemment, les troubles du sommeil sont la règle en cas de SFC ou de fibromyalgie, qu'il s'agisse d'insomnie, de difficultés d'endormissement ou de micro réveils nocturnes. La dépression constitue également l'un des risques majeurs du SFC et de la fibromyalgie et elle s'accompagne souvent d'une insomnie de seconde partie de nuit. Mal dormir c'est donc mal résister à la fatigue ! D'où l'intérêt de préserver son sommeil à tout prix. En cela les plantes sédatives sont efficaces et peuvent constituer une alternative aux médicaments de synthèse, notamment aux benzodiazépines. En effet les plantes respectent l'architecture du sommeil, contrairement à certains somnifères, et ne présentent pas d'effets secondaires au réveil, comme la somnolence matinale par exemple. Alors pourquoi s'en passer ?

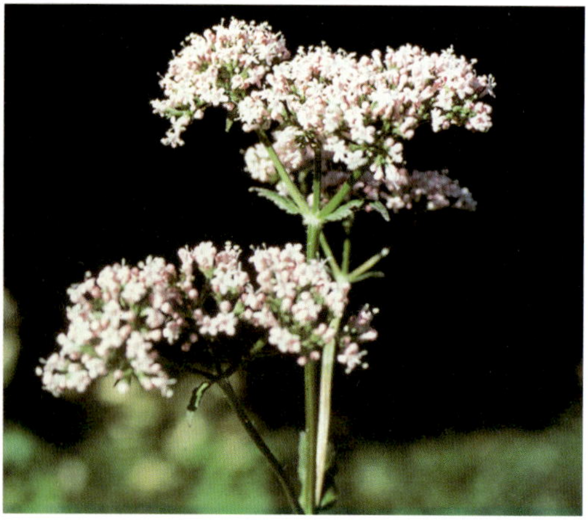

- **La valériane**

Cette racine est utilisée pour ses propriétés sédatives, pour le sevrage tabagique ou encore comme tranquillisant d'action modérée. La valériane favorise l'endormissement, améliore la qualité du sommeil et influe positivement sur l'humeur.

Préparation et dosage : faites bouillir une cuillerée à café de racine dans 20 cl d'eau. Prenez une tasse de valériane avant de vous endormir. En gélules, 1 à 2 g par jour en 3 prises.

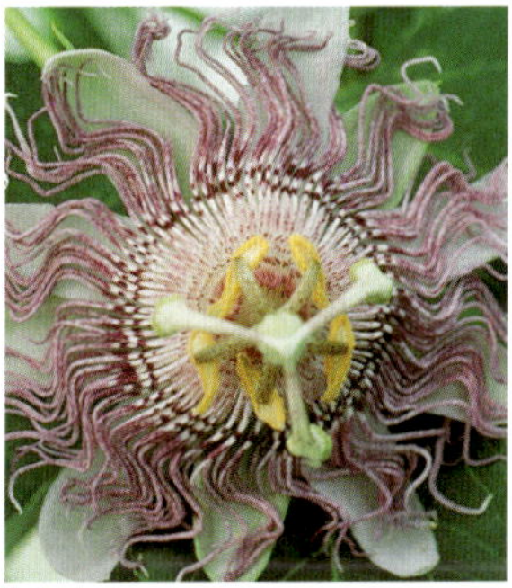

• La passiflore

Cette liane pourvue de fleurs est surnommée « fleur de la passion ». La passiflore est une plante sédative connue également pour agir contre la dépression, les palpitations cardiaques, l'hyperémotivité, la nervosité ou encore l'insomnie. La passiflore, qui contient des flavonoïdes et des alcaloïdes, est un régulateur du système nerveux ce qui la rend utile pour combattre le stress. Elle n'a pas d'effet secondaire et aucune contre-indication.

Préparation et dosage : une cuillerée à café de fleurs séchées à infuser dans de l'eau bouillante, 3 tasses par jour. En gélules : 1 à 2 gélules, 3 fois par jour.

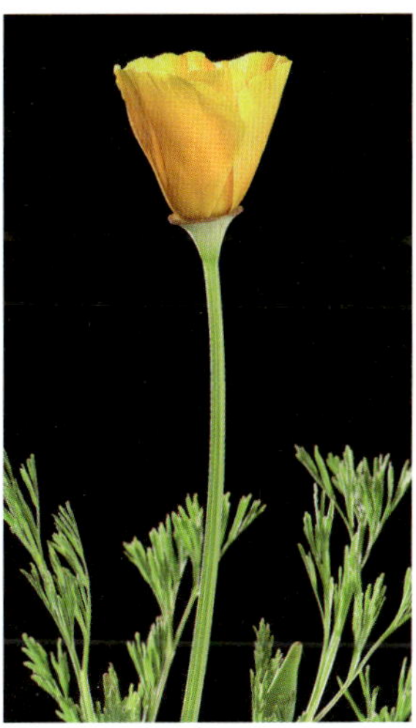

• L'eschscholtzia

Cette fleur surnommée « pavot de Californie » est très utile pour s'endormir lorsqu'on est stressé. Cet hypnotique naturel est efficace en cas d'insomnie mais aussi d'hyperémotivité et d'anxiété. Elle améliore la qualité du sommeil.

Préparation et dosage : une cuillerée de feuilles et de fleurs à infuser dans une tasse d'eau chaude, deux tasses avant de se coucher.

Les plantes complémentaires

Antispasmodique, anti-inflammatoire ou encore antiseptique, la camomille est surtout connue pour son action sédative et contre les insomnies. On peut l'utiliser aussi pour la relaxation.

Préparation et dosage : deux cuillerées à café de fleurs dans de l'eau bouillante. Laissez infuser. Prenez une tasse avant le coucher. Essayez aussi le millepertuis, la mélisse, l'aubépine...

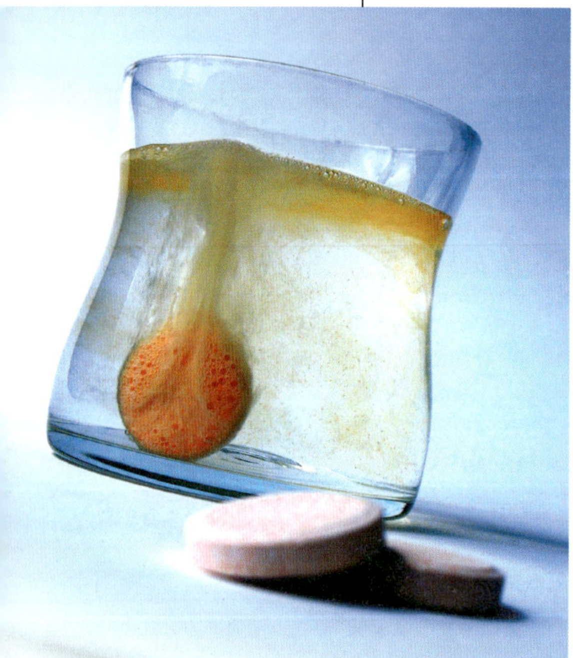

Fortifiez-vous la vie !

À défaut d'un traitement médicamenteux spécifique du SFC, la pharmacopée dispose toutefois de nombreuses molécules qui peuvent soulager la fatigue. Tour d'horizon des principaux médicaments anti-asthéniques utilisés.

Comme nous l'avons déjà vu, on ne dispose pas encore d'un traitement spécifique du SFC. Certains médicaments utilisés contre la fatigue ou l'asthénie, les fameux « fortifiants » qu'on appelle « anti-asthéniques », peuvent toutefois s'avérer utiles pour soulager le malade atteint de SFC, sans pour autant le guérir. Plusieurs familles de médicaments sont disponibles et délivrés sans ordonnance. Mieux vaut toutefois prendre l'avis de son médecin avant de les utiliser.

Les psychostimulants

- Sulbutiamine (**Arcalion**® 200 mg) : on l'utilise dans les états d'abattement, d'apathie ou de manque d'énergie, à raison de 2 à 3 comprimés par jour.

Les cocktails d'acides aminés

- Le malate de citrulline, comme le **Stimol**® par exemple. Présenté sous forme d'ampoules ou de sachets à prendre 3 fois par jour ce médicament est prescrit habituellement dans les fatigues post-infectieuses.

- L'arginine aspartate, comme le **Sargenor®** vitamine C, sous forme d'ampoule, de comprimé à croquer ou effervescent à prendre une fois par jour. Ce médicament contient deux acides aminés, l'acide aspartique, qui intervient dans la longue chaîne de production de l'énergie, et l'arginine, qui améliorerait la microcirculation.

Les minéraux

- **L'Actiphos®** est un cocktail de minéraux qui associe de l'acide phosphorique, du magnésium, du manganèse, du fer et du calcium sous forme d'ampoules à prendre 2 à 4 fois par jour.

Les cocktails de vitamines

Les cocktails de vitamines sont légions. Appelés complexes polyvitaminiques, ils comportent pour la plupart des vitamines C et du groupe B. Ils permettent de donner un petit coup de fouet lors des asthénies passagères ou lors des périodes de stress. Parmi les plus célèbres :

- Le **Guronsan®** : ce fameux médicament utilisé notamment dans le monde sportif contient de la vitamine C (acide ascorbique), de la caféine (50 mg par comprimé), du sodium (sel) et du saccharose. Les comprimés doivent être pris en début de journée, à raison d'un comprimé le matin et un à midi. La caféine peut toutefois provoquer une irritabilité et des palpitations.

- **Azinc Optimal®** : un cocktail complet puisqu'il associe 11 vitamines, 10 minéraux et oligoéléments.

D'autres molécules

• Les dérivés du déanol (**Cleregil®**, **Debrumyl®** et **Acti5®**) et l'acide acétylaminosuccinique (**Cogitum®**) augmentent l'utilisation du glucose au niveau cérébral, et ce, afin d'améliorer les apports énergétiques au niveau de la cellule cérébrale.

• **Biotone®** est un antiasthénique sous forme d'ampoules à boire 1 à 3 fois par jour. Il contient du saccharose (un sucre), du kola (riche en caféine), du phosphore et du manganèse.

• **Arkotonic®** est un antiasthénique à base de plantes. Il contient du guarana, du ginseng, du café vert, du magnésium, des vitamines B et C.

Les plantes antifatigue, des antidotes naturels

Naturelles et respectant votre organisme, les plantes permettent de lutter contre la fatigue, de diminuer les tensions musculaires et de mieux résister au stress ou à la dépression. Alors pourquoi s'en passer ?

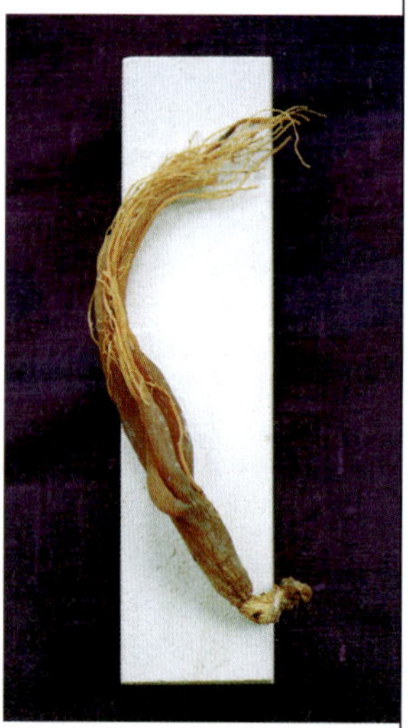

Le ginseng

Cette racine aux vertus multiples est la reine des plantes antifatigue. Le ginseng stimule les performances intellectuelles mais aussi physiques et diminue la sensation de fatigue et les douleurs musculaires. Une étude récente démontre même que le ginseng augmente l'endurance à l'effort. C'est donc une plante tonique qui tire ses propriétés de la présence de « ginsénosides », les substances actives du ginseng. C'est une plante « adaptogène », autrement dit elle aide l'organisme à s'adapter aux changements de situation.

Préparation et dosage : existe en gélules, en poudre, sous forme liquide ou encore brute (ginseng blanc). Le dosage dépend de la forme utilisée. En gélules : 1 à 2 gélules 3 fois par jour.

L'avoine

Cette graminée soulage notamment l'insomnie, les difficultés de concentration, la fatigue sexuelle et le stress. Mis à part le zinc, l'avoine contient en effet tous les autres oligoéléments ou minéraux essentiels (calcium, fer, sodium, phosphore, potassium, magnésium, etc.)

dans la lutte contre la fatigue mais aussi des stimulants (alcaloïdes) et un acide aminé essentiel (lysine).
Préparation et dosage : en flocons, au petit déjeuner. Existe aussi en homéopathie, en teinture-mère, en gélules, en comprimés et en grains.

La rhodiole

Adaptogène très efficace, cette plante grasse à fleurs jaunes issue des pays de l'Est stimule les performances sexuelles mais aussi physiques comme l'atteste une étude sur des étudiants sportifs. C'est aussi un régulateur cardiaque (diminution des palpitations) et un antidépresseur naturel. La rhodiole contient des polyphénols et des « salidrosides ». L'effet de la rhodiole sur la fatigue est net. Une expérience menée sur 56 jeunes médecins a confirmé l'intérêt de cette plante pour diminuer la fatigue, et ce sans effets secondaires.
Préparation et dosage : 2 gélules ou comprimés dosés à 50 mg par jour.

Le romarin

Connu surtout comme étant un condiment, cet arbrisseau est doté de nombreuses propriétés (cholagogues, antispasmodiques, anti-rhumatismales, diurétiques, circulatoires...). Le romarin est un tonique ; il est donc recommandé en cas de fatigue et de surmenage physique. Le romarin a également une action antalgique comme l'atteste une étude pratiquée sur 26 hommes et femmes souffrant de douleurs et soulagés après la prise de romarin. Cette action peut aider au soulagement des douleurs de fibromyalgie.
Préparation et dosage : une cuillerée à café de la plante dans de l'eau bouillante. Une tasse midi et soir.

La lavande, pour se relaxer

Cette plante très odoriférante est connue pour ses propriétés relaxantes. La lavande est connue également pour ses vertus antiseptiques et analgésiques.
Préparation et dosage :
En bain : faites infuser environ 500 grammes de fleurs de lavande séchées dans 3 litres d'eau chaude. Après filtration le reliquat est versé dans l'eau du bain.
En tisane : faites infuser une cuillerée à café de fleurs séchées dans 20 cl d'eau chaude pendant 10 minutes.

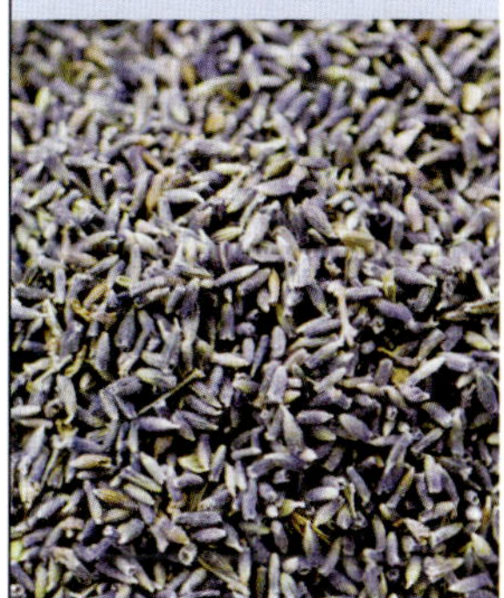

LES RÉPONSES À VOS QUESTIONS

Doit-on se reposer quand on souffre d'un SFC ?

Oui et non. Oui si l'on suit un programme de réentraînement à l'effort, auquel cas il faut s'économiser et se donner des plages de repos entre deux séances pénibles. Non si l'on ne pratique aucune activité physique, auquel cas le repos devient une cause de fatigue.

Peut-on aller voir un psychologue ou un psychiatre lorsqu'on souffre d'un SFC ?

Oui. Consulter de tels spécialistes est conseillé même si vous pensez ne pas en avoir besoin. Le SFC expose à une souffrance psychique intense du fait des douleurs et de l'incompréhension, de la part de l'entourage notamment. Il faut enrayer le cercle vicieux qui s'engage, synonyme d'aggravation de la maladie et parfois de dépression et d'anxiété. Ces spécialistes peuvent vous aider à mettre en place des stratégies d'adaptation pour entrevoir des solutions.

Doit-on adhérer à une association de fibromyalgiques ?

Oui, car comme on l'a vu la composante psychosomatique est importante dans la fibromyalgie. Ne plus se sentir seul, partager, communiquer en se rapprochant d'un lieu d'échanges, d'informations et d'écoute tel qu'une association de malades fibromyalgiques est donc essentiel. Sans parler de la possibilité de rencontrer des professionnels de soins et de se tenir au courant des dernières avancées médicales, sources d'espoir. Néanmoins, faites attention aux messages négatifs qui pourraient être véhiculés par l'association (dramatisation d'une maladie considérée comme très grave, totalement incapacitante, négation totale de la composante psychologique...) et qui pourraient empêcher le fibromyalgique d'adhérer à la rééducation sportive et à la prise en charge proposées par le médecin.

Y a-t-il une relation entre la spasmophilie et la fibromyalgie ?

Difficile à dire. D'origine encore obscure, la spasmophilie, qu'on ne peut résumer à un simple désordre métabolique lié au calcium ou au magnésium, revêt certains symptômes communs avec la fibromyalgie. Certaines patientes atteintes de fibromyalgie auraient des symptômes de spasmophilie (tétanie, crise d'anxiété aiguë...). Pour autant, il s'agit de deux maladies différentes qui partagent certains symptômes.

Faut-il arrêter de travailler quand on souffre d'un SFC ?

Non. Il ne faut pas arrêter son activité professionnelle si on est en état de continuer. Bien au contraire ! Un aménagement des horaires ou des conditions de travail devrait permettre de maintenir l'activité. À défaut, un mi-temps thérapeutique peut être envisagé voire une réorientation professionnelle. Mieux vaut éviter la mise en invalidité totale qui va à l'encontre de la réadaptation physique.

LEXIQUE

Adénopathie : hypertrophie ganglionnaire pathologique d'origine inflammatoire, infectieuse ou tumorale.

Articulation temporo-mandibulaire : articulation de la mâchoire inférieure située devant le lobe de l'oreille.

Dystonie : contraction musculaire involontaire, incoercible et douloureuse.

Enthèse : zone d'insertion des tendons et des ligaments sur un os ou une articulation.

Étiologie : étude de la cause d'une maladie.

Fatigabilité : apparition précoce de la fatigue au cours d'un effort.

Idiopathique : une maladie dite « idiopathique » n'a pas de cause connue.

Livedo : marbrure cutanée se traduisant notamment par des ramifications rougeâtres ou violacées au niveau de la peau.

Maladie auto-immune : maladie liée à la présence d'autoanticorps fabriqués par l'organisme et dirigés contre certaines cellules du corps.

Mélatonine : hormone synthétisée au niveau de l'épiphyse et qui agirait sur la régulation du rythme circadien, autrement dit l'alternance veille-sommeil.

Mitochondrie : organite intracellulaire responsable de la production d'énergie.

Myalgie : douleur musculaire.

Myopathie : affection musculaire d'origine héréditaire ou non.

Neurasthénie : ancienne terminologie pour « asthénie », terme qui définit la fatigue psychique.

Neuromédiateur, neurotransmetteur : substance synthétisée par une terminaison nerveuse permettant de transmettre l'influx nerveux d'une cellule nerveuse à la cellule voisine.

Nociceptif : se dit d'une stimulation qui entraîne une douleur importante.

Nociception : douleur importante parfois liée à une lésion tissulaire.

Pathognomonique : se dit d'un symptôme spécifique d'une maladie.

Placebo : se dit d'une substance qui améliore une pathologie ou des symptômes par un mécanisme psychologique alors qu'elle ne présente pas d'activité thérapeutique réelle.

Somatique : qui concerne le corps, par opposition à psychique.

Système nerveux autonome : ensemble des nerfs qui innervent les viscères et les vaisseaux.

Tachycardie : augmentation du rythme cardiaque.

Trapèze : muscle volumineux de l'épaule tendu des vertèbres cervicales jusqu'à la clavicule et l'omoplate.

CARNET D'ADRESSES

Association d'aide aux malades atteints de fibromyalgie (AAAMAF)
49 rue Huguerie - 33000 Bordeaux
Tél. : 05 57 25 34 06

Association de lutte contre la fibromyalgie
47 rue de Montmirail - 51510 Fagnières
Tél. - Fax : 03 26 65 75 38

Association française des fibromyalgiques (AFF)
Ferme du Mont Ribourg
76450 Ourville-en-Caux
Tél. : 02 35 28 48 45
Fax : 02 35 27 64 30

Association française du syndrome de fatigue chronique et de fibromyalgie CFS/SPID
Résidence Porte de Gand
9 rue du Pont à Raisnes - 59800 Lille
Tél. - Fax : 03 20 74 89 02

Centre national des associations de fibromyalgiques (CeNAF)
1 impasse de Brillat - 39270 Orgelet
Tél. : 03 84 35 53 42

Union française des adhérents fibromyalgiques (UFAF)
38 avenue de Rompsay - 17000 La Rochelle
Tél. - Fax : 05 46 35 60 71

Fédération nationale des associations françaises de fibromyalgie (FNAFF)
2 allée de la pelouse - 38100 Grenoble
Tél. : 04 76 01 12 52

BIBLIOGRAPHIE

Ouvrages

Tempelhof S. : *Fatigue Chronique Fibromyalgie*, Vigot éditeur, Paris, 2005.

Martin A. : *La fibromyalgie et le syndrome de fatigue chronique*, Les éditions Québécor, Québec, 2005.

Hatron P-Y. : *Asthénie, Fatigue*, Masson Editeur, les abrégés, Paris, 2006.

Cozon G. : *Fatigue chronique*, éditions Larousse, Paris 2005.

Ouvrage collectif. : *Vidal de l'automédication*, éditions Vidal, Paris 2004.

Strauss SE. : *Syndrome de fatigue chronique*, in Harrison Médecine interne, 1995.

Articles

Martin B. : *Prise en charge de la fibromyalgie*, Le Quotidien du Médecin, 2005 ; 7706.

Maes M. and coll : *Lower serum zinc in chronic fatigue syndrome : relationships to immune dysfunctions and relevance for the oxydative stress status in CFS.* J Affect Disord, 2006, tome 90.

Huibers M-J. and coll : *Development of the chronic fatigue syndrome in severely fatigued employees : predictors of outcome in the Maastricht cohort study.* J Epidemiol Community Health, octobre 2004 ; Tome 58,10.

Jason L-A. and coll : *Causes of death among patients with chronic fatigue syndrome.* Health Care Women Int, août 2006 ; Tome 27, 7.

Leone S-S. and coll : *Long-terme predictors of outcome in fatigued employees on sick leave : a 4 years follow-up study.* Psychol Med, sept 2006 ; tome 36, 9.

Smith W-R. and coll : *Mortality in a cohort of chronically fatigued patients.* Psychol Med, sept 2006 ; tome 36, 9.

Clark M-R. and coll : *Chronic fatigue : risk factors for symptom persistence in a 2 1/2-year follow-up study.* Am J Med, février 1995 ; tome 98,2.

Lundell K. and coll : *Clinical activity of folinic acid in patients with chronic fatigue syndrome.* Arzneimittelforschung, 2006 ; tome 56, 4.

Jerjes W-K. and coll : *Urinary cortisol and cortisol metabolite excretion in chronic fatigue syndrome.* Psychosom Med, juillet 2006 ; tome 68, 4.

Carlo-Stella N. and coll : *A first study of cytokine genomic polymorphisms in chronic fatigue syndrome.* Clin Exp Rheumatol, Mars 2006 ; tome 24, 2.

Ter Wolbeek M. and coll : *Severe fatigue in adolescents : a common phenomenon ?* Pediatrics, Juin 2006 ; tome 117, 6.

Van de Putte E-M. and coll : *Mirrored symptoms in mother and child with chronic fatigue syndrome*. Pediatrics, Juin 2006 ; tome 117, 6.

Le Quotidien du Médecin, mars 2005 ; 7702.

Le Quotidien du Médecin, juin 2006 ; 7683

Kahn M-F. : *Fibromyalgie*, La Revue du Praticien, Février 2005 ; tome 19, 680.

Dr Duron-Alirol M. : *La fibromyalgie revisitée, une maladie qui garde tous ses mystères*. Le Quotidien du Médecin, septembre 2004 ; 7592.

Le Quotidien du Médecin, octobre 2004 ; 7614.

Lome J-L. : *Fibromyalgie : enfin des solutions !*, Belle santé, janvier 2005, 71.

Le Quotidien du Médecin, novembre 2004 ; 7633.

Le Quotidien du Médecin, juin 2005 ; 7782.

Le Quotidien du Médecin, juin 2005 ; 7778.

Le Quotidien du Médecin, décembre 2004 ; 7654.

Le Quotidien du Médecin, juin 2005 ; 7772.

Le Quotidien du Médecin, avril 2005 ; 7724.

Le Quotidien du Médecin, sept 2001 ; 6967.

Le Quotidien du Médecin, oct 2005 ; 7819.

Le Panorama du Médecin, novembre 2005 ; 4996

Le Panorama du Médecin, mars 2004 ; 4927-28

Le Concours Médical, décembre 2005 ; tome 127, 38.

Le Quotidien du Médecin, sept 2004 ; 7585.

Le Généraliste, novembre 2003 ; 2268

Le Généraliste, février 2005 : 2321

La revue du Praticien, novembre 2003 ; n° 17, volume 53

Zijlstra T.R and coll. : *Spa treatment for primary fibromyalgia syndrome : a combination of thalassotherapy, exercice and patient education improves symptoms and quality of life*, Rheumatology, fevrier 2005, 44.

Assefi M-P. : *A randomized clinical trial of acupuncture compared with sham acupuncture in fibromyalgia*, Ann Intern Med, juillet 2005, 143, 1.

Burnet RB : *Chronic fatigue syndrome: is total body potassium important ?* Med J Aust. 1996 Mar 18;164(6):384.

De Sèze, Rickewaert A. : *Le syndrome de fatigue chronique revisité*, L'actualité rhumatologique 2004, Elsevier

Les titres disponibles chez Alpen Éditions